[澳] 马修 · 约翰斯通
安斯利 · 约翰斯通 著
康太一 译

I Had a Black Dog / Living with a Black Dog

我有一只叫抑郁症的黑狗

广西科学技术出版社

I HAD A BLACK DOG

I HAD A BLACK DOG

HIS NAME
WAS
DEPRESSION

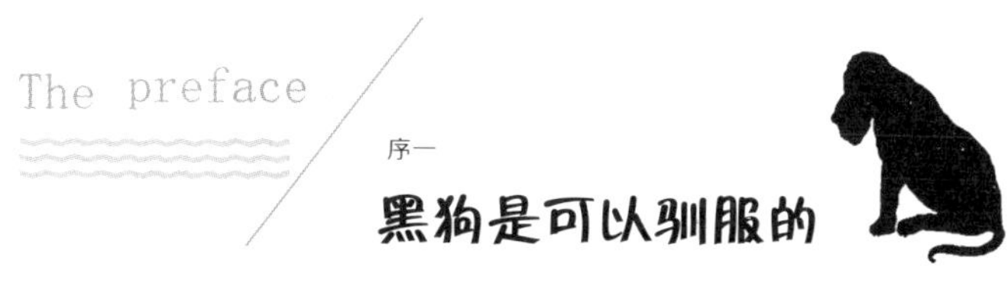

The preface

序一

黑狗是可以驯服的

马修·约翰斯通

2005年，我完成《我有一只黑狗》时，曾斩钉截铁地宣称我不希望自己变成抑郁症的宣传代言人；毕竟这只是一部分的我，并非全部。因为要将个人最深层的一些隐私公之于众，我对未知前景有所顾虑，只能同出版商不断争吵以消解自己的恐惧。而我也担心，你越是抓住某事不放，就越可能被其定义。

创作《我有一只黑狗》让我在很多方面得以释放。这是疗愈的智慧，也是我做过的最棒的事情。它让我公开面对曾经的自己，以及我所经历的一切和从中学到的东西，并终于发现在生活中我真正想要的是什么。它不断提醒着我，要言行一致，去管理好自己的生活，以确保把黑狗关进它的窝里。接纳并拥抱真实的自己是打开束缚，释放自我的最好方法之一。

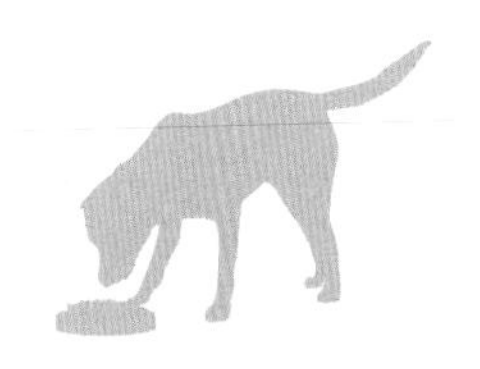

创作《我有一只黑狗》的其中一个副产品是，在过去十年中，我在社区、乡镇和一些大公司曾多次谈论如何走过抑郁症；而这教会了我宝贵的一课，那就是帮助他人可以帮助我们自我疗愈。

无论我在哪一种文化语境中谈论，那个场景都反映出社会对抑郁症和精神疾病的态度。人们进入房间，会先有一丝轻微的、尴尬的沉默，然后低头向下凝视，看来就像是撑场凑数的观众。然而，谈话之后，他们的反应往往会明显逆转；那是一种释放，当情感的手刹终于被放开了，人们才能真正去谈话，而这通常是他们的第一次。

每一个人的生活经历都是不同的，但是当谈到抑郁症时，黑狗的歌词总是看起来大同小异。同样的道理，我们可能彼此不相同，但是最终我们想要的都是一样的东西：爱、与人的联系、理解与情感的协调。

我经常被问到的一个问题是：“对看护者，你有什么建议吗？”我通常都会说：“那你得问我妻子。”于是，他们会说：“哦……那她何时写一本她的书呢？”

事实是，我们曾讨论过这件事，但却没有什么实际行动——直到潘来找我们。我起初对这个计划很犹豫，因为我不想再讲述我的这个主题了；但是有一天晚上，安斯利和我坐下来，用了几个小时的时间就涂满了好多页纸，于是，《与黑狗一同生活》由此诞生了。

之后，安斯利出去采访了许多人，他们的伴侣、兄弟姐妹、父母或孩子都曾被黑狗萦绕困扰。他们的故事证实了我们之前的许多想法，并且给了我们一些极妙的领悟。所有涉及的人，都出现了我之前所提到的那种谈话前后完全逆转的情况。他们大多表示真希望从前就能有这样的一场谈话。

我们大多数人都身处疯狂忙碌的生活当中，很少停下来，也极少真的谈话、真的倾听和真的反思。我们都有点儿像那种水栖昆虫，轻轻掠过水面，却很少真的浸润自身。并不是说我们需要不断去谈“深刻并有意义”的内容，但是如果我们能偶尔用心、动情、真诚地说说话，也会带来令人惊叹的满足感、治愈以及对生命的肯定。

尽管这本书是由我和安斯利共同完成的，但我想要把我的部分献给她以及所有其他陪在所爱之人身边、与黑狗共同生活的好人。陪在抑郁症患者身边绝非易事，但就如我和安斯利一次次向彼此证明的一样，黑狗是可以驯服的，苦尽也必将甘来。我们真心希望这本小书也能够帮助证明这个理论。

汪汪！！！

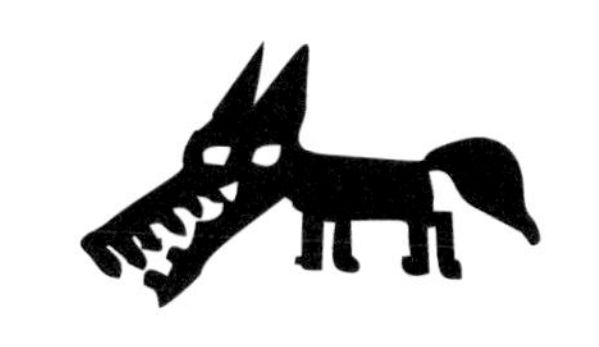

The preface

序二

与黑狗同行

安斯利·约翰斯通

起初，当马修跟我说“我有抑郁症”的时候，我真的不知道那意味着什么。

我们正在恋爱，未来看起来一片光明，我只是想，无论是什么我们都可以一起面对。

我从来没有接触过抑郁症，当然也不知道它能够并将要带给我的影响。

而这些，在各个方面的影响恰是我们决定创作《与黑狗一同生活》这个部分的原因。

看护者往往活在黑狗的阴影中。就像面对其他疾病一样，他们要挑起担子，收拾残局，还要一直担惊受怕，经常不知道下一步该如何选择，如何去做。他们常常觉得如履薄冰，筋疲力尽，常常沮丧不安。

然而，看护者的角色又至关重要。他们对所爱之人的康复有不可估量的影响。他们不仅给予支持，还能够在医生问诊之外时刻监控病人疗愈的过程。同时，他们对病人、病况以及病人的处境也更加了解。

在为《与黑狗一同生活》调研的过程中，和那些与我有过类似经历的人谈话让我意识到将你的经历与他人分享有多么重要。知道自己不是孤军作战，是一种令人难以置信的鼓舞与欣慰。

康复过程就是病患与看护者共同接受并管理病情的过程。我和马修能够一起去面对，靠的是坦诚、勤勉、同情、关爱与尽可能多的幽默感。

这当然是对那句古老的婚姻誓言“无论疾病还是健康”的一种试炼，但这同时也打破了我们彼此沟通的所有界限，让我们走向更深厚、更有意义的情感关系当中。

我们希望这本书能为你所爱之人的黑狗带去一束光，并指引你们一起走向康复之路。抑郁症是一种可治疗的疾病，并非死刑。它会过去的。

我有一只黑狗

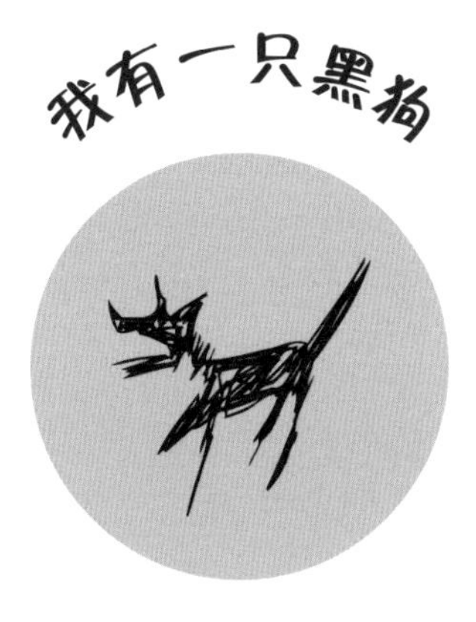

Part 1

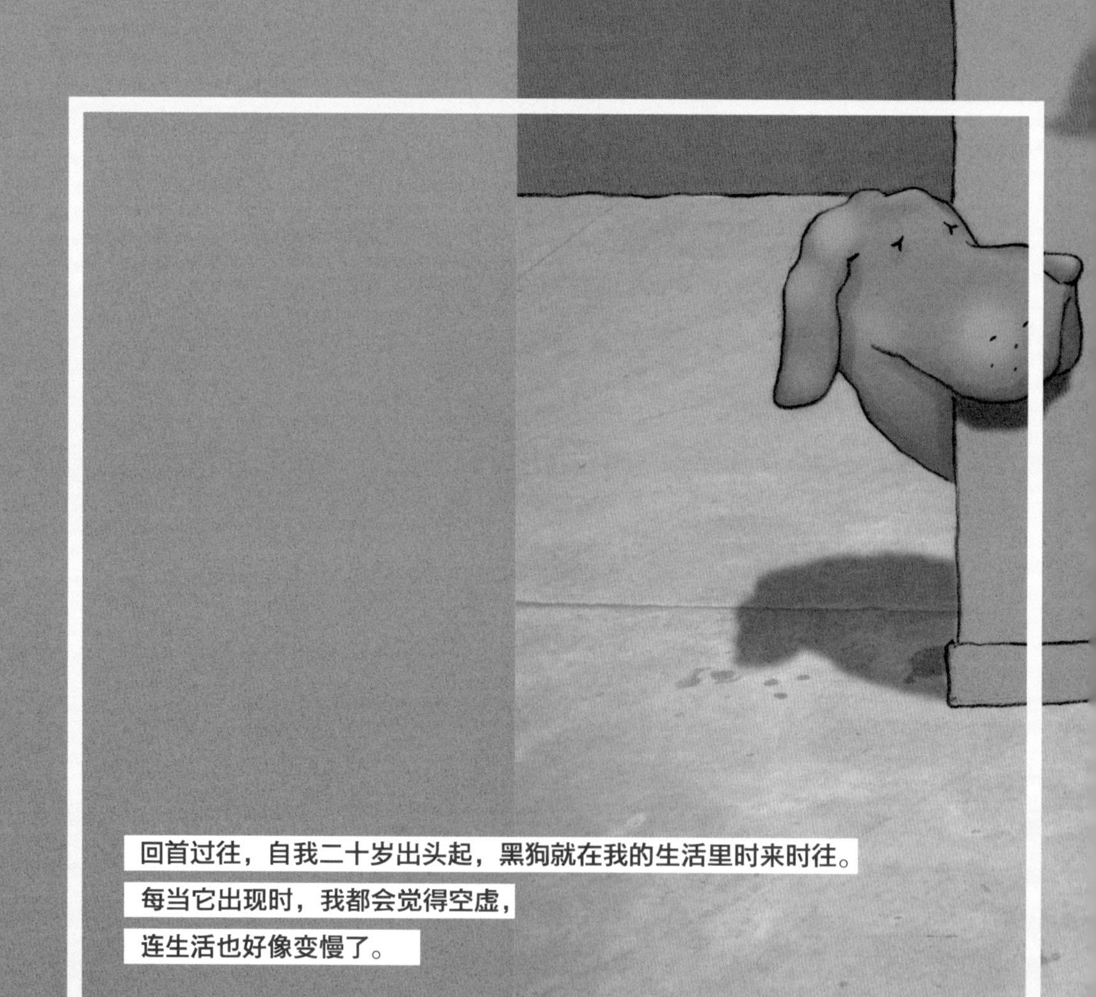

回首过往，自我二十岁出头起，黑狗就在我的生活里时来时往。

每当它出现时，我都会觉得空虚，

连生活也好像变慢了。

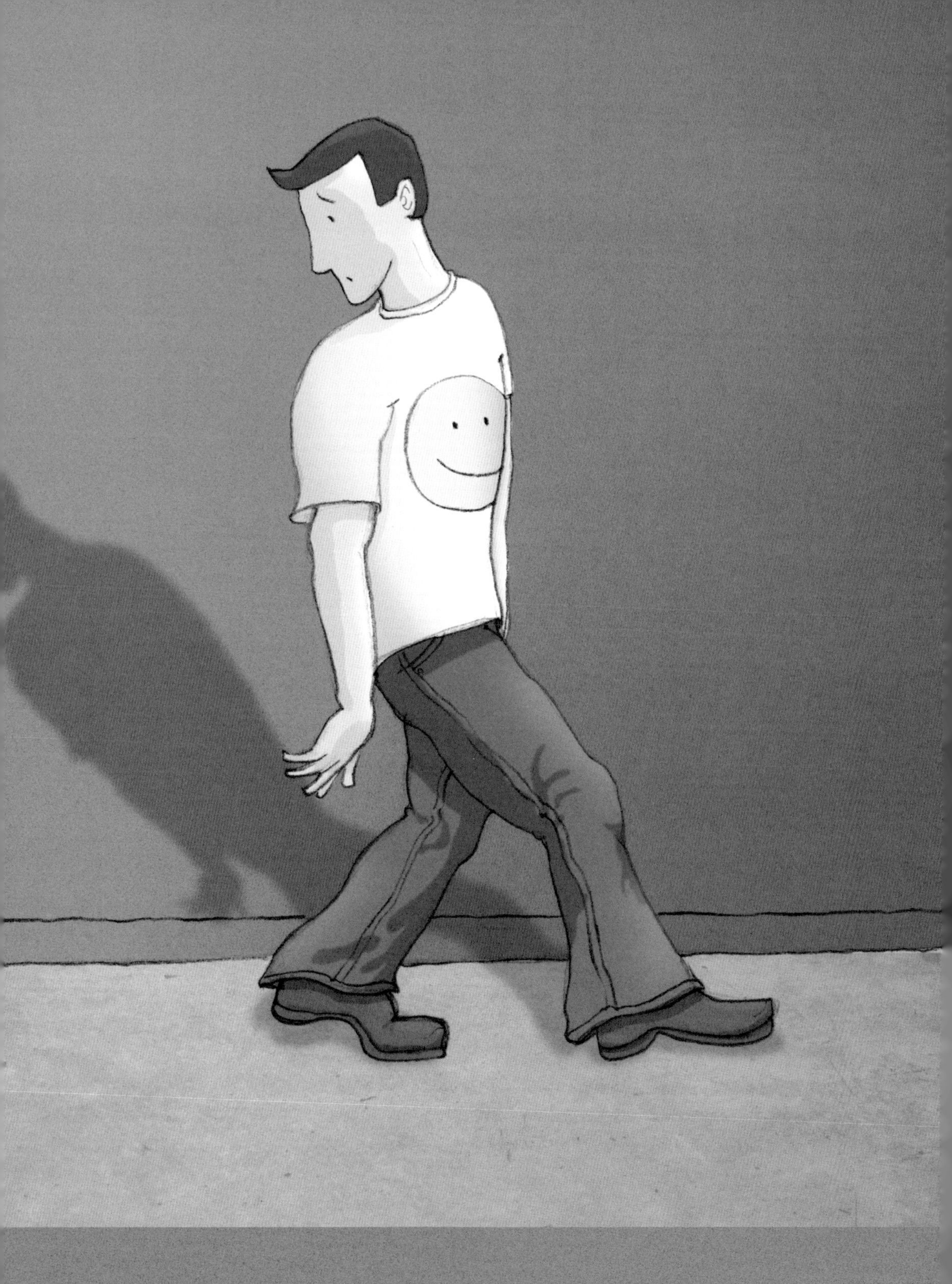

黑狗总会突然到访，

没什么来由，

也不分场合。

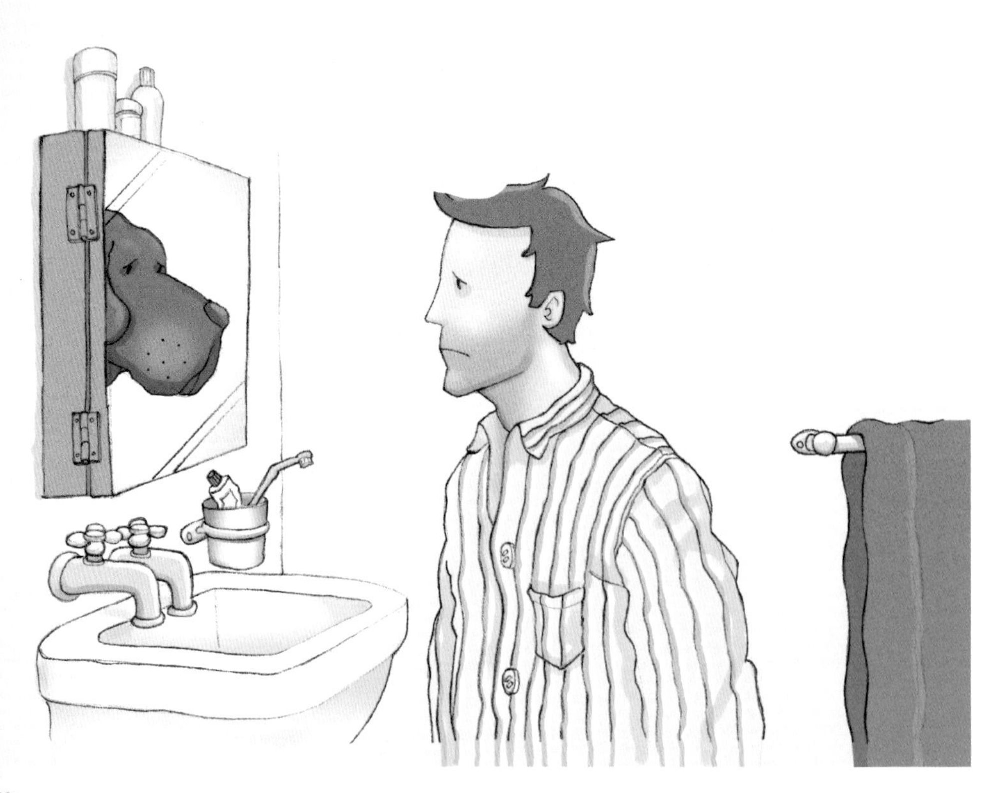

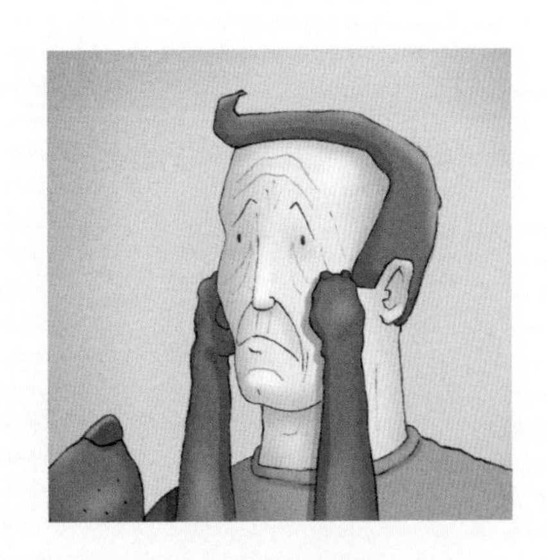

它会让我觉得自己很老，

也会让我看起来

比实际年龄更老。

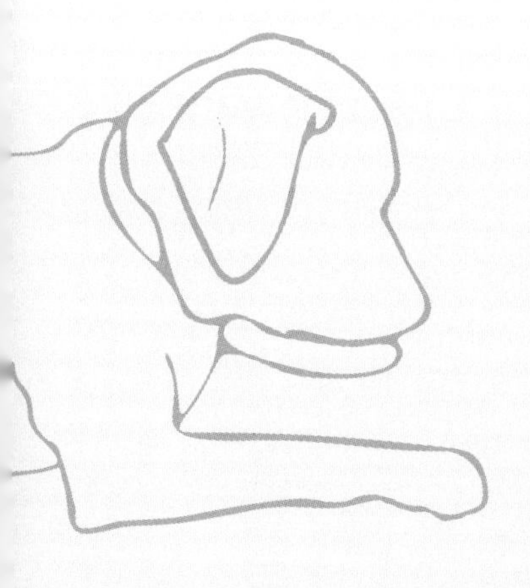

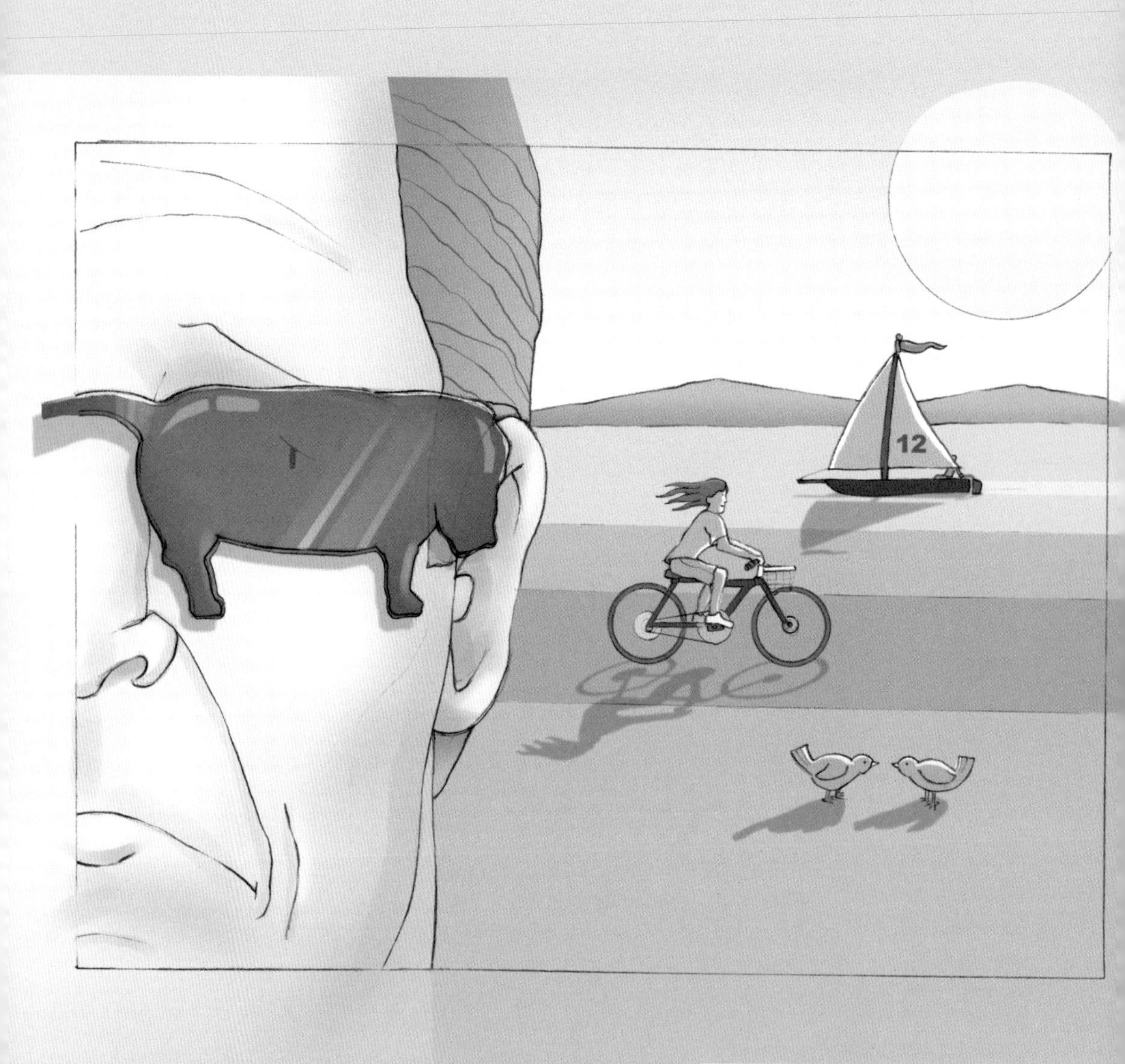

整个世界好像都在享受美好生活，

我却只能透过这只黑狗，

窥见一片灰暗。

曾经总能使我快乐的活动，

突然就变得无趣了。

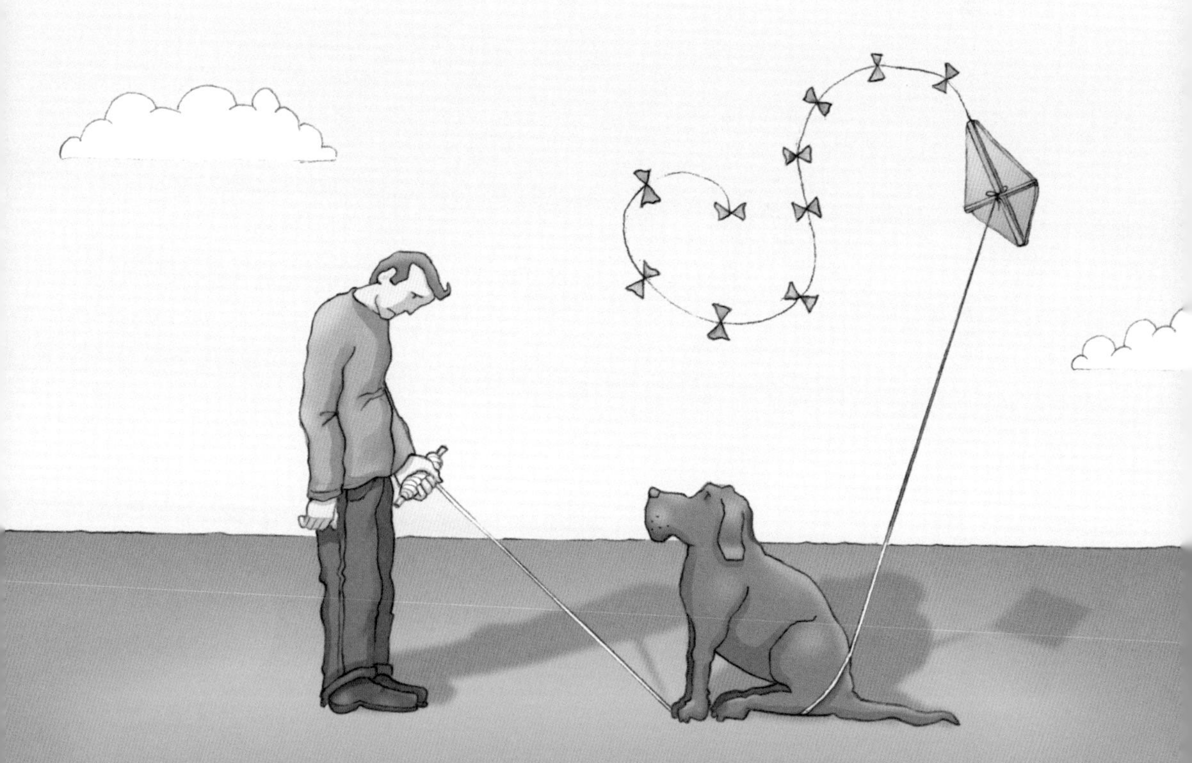

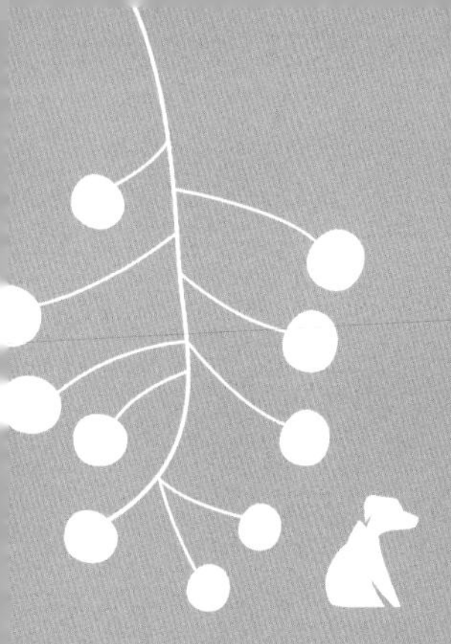

黑狗喜欢时不时地毁掉我的食欲。

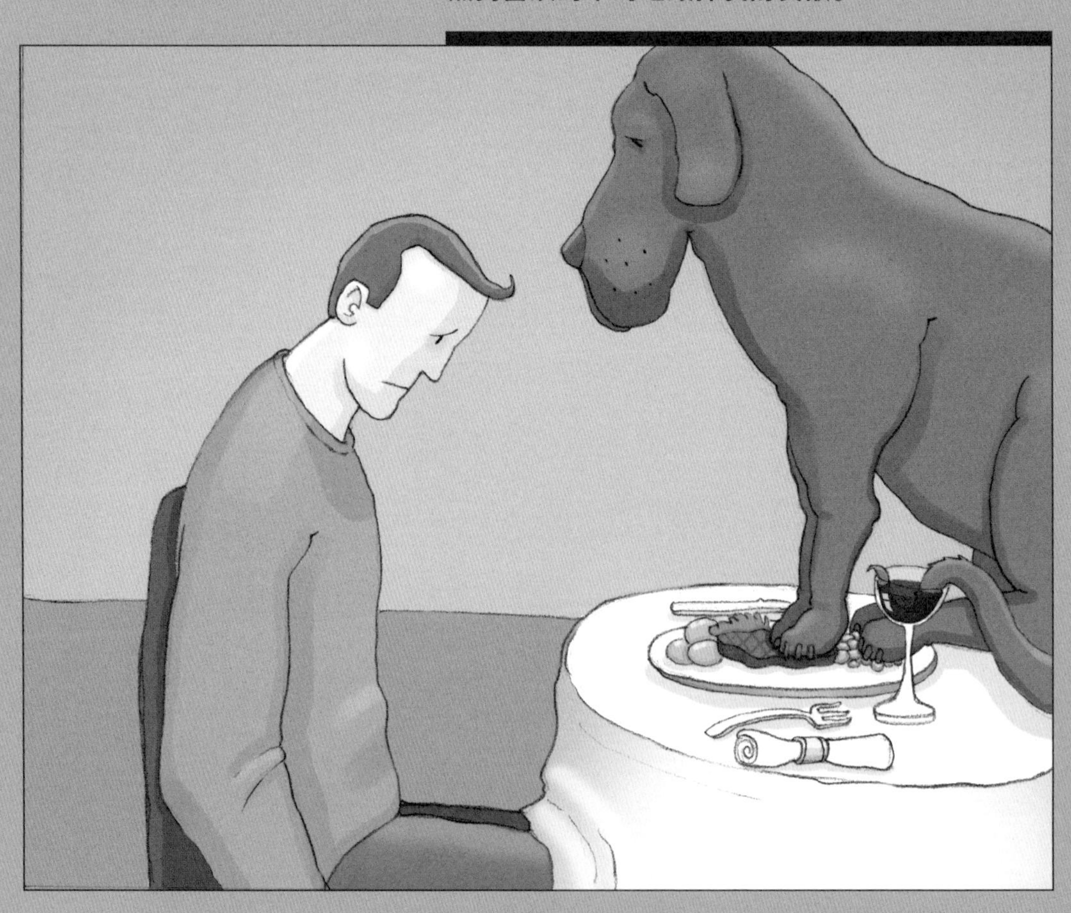

它还一点点嚼碎了

我的记忆力与注意力。

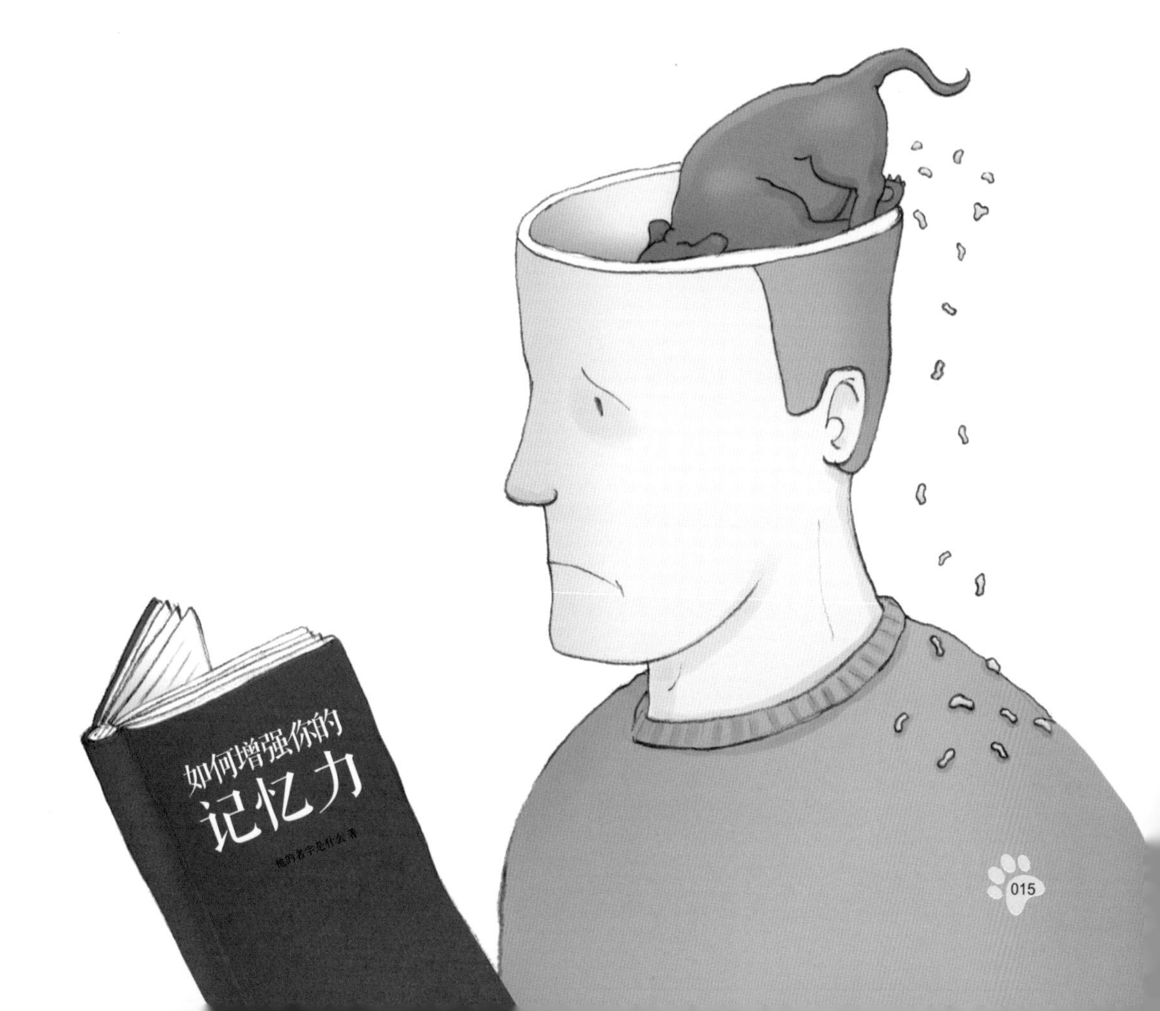

带着黑狗，做任何事，

去任何地方，都需要有超乎常人的力量。

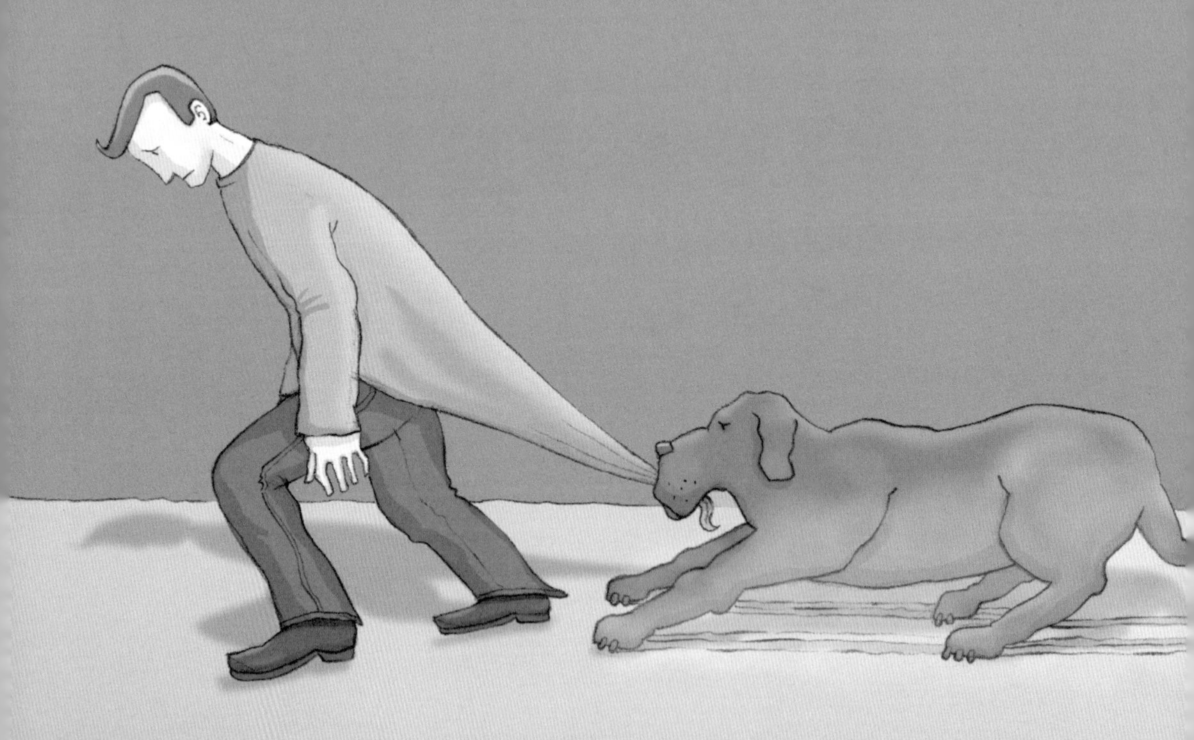

若是黑狗跟着我到了社交场合，

它就会嗅出我的自信并撵跑它。

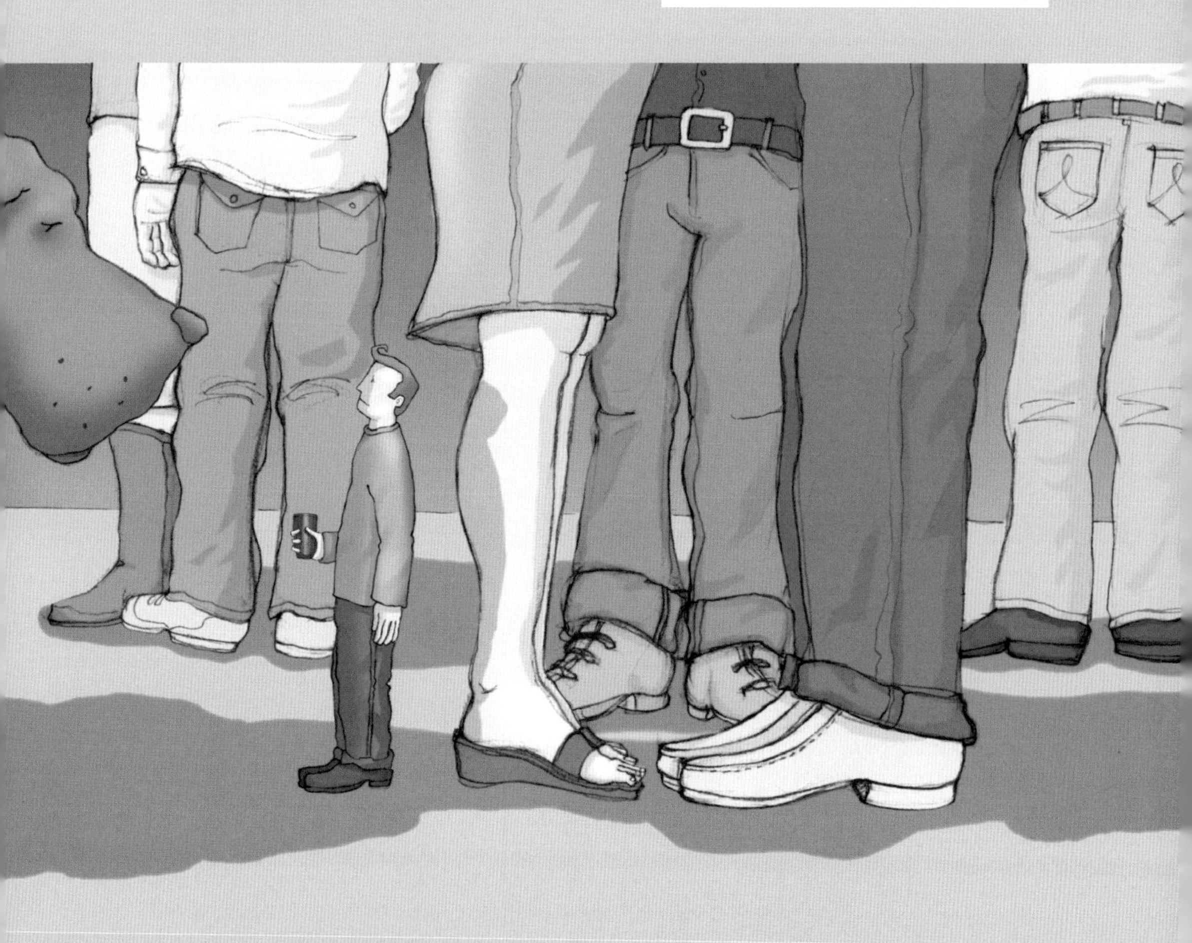

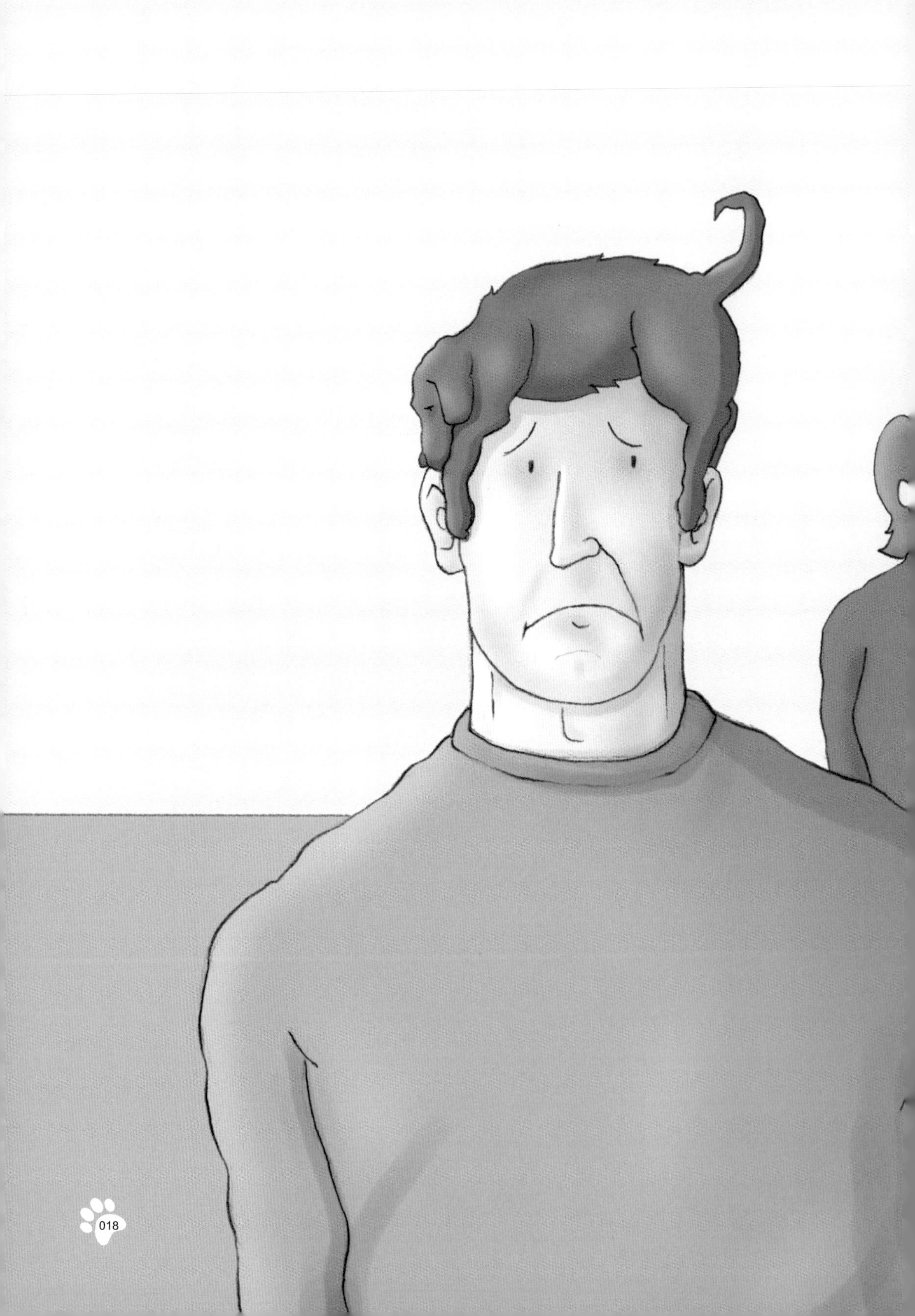

我最大的恐惧就是怕被别人看穿。

我担心人们会因此评判我。

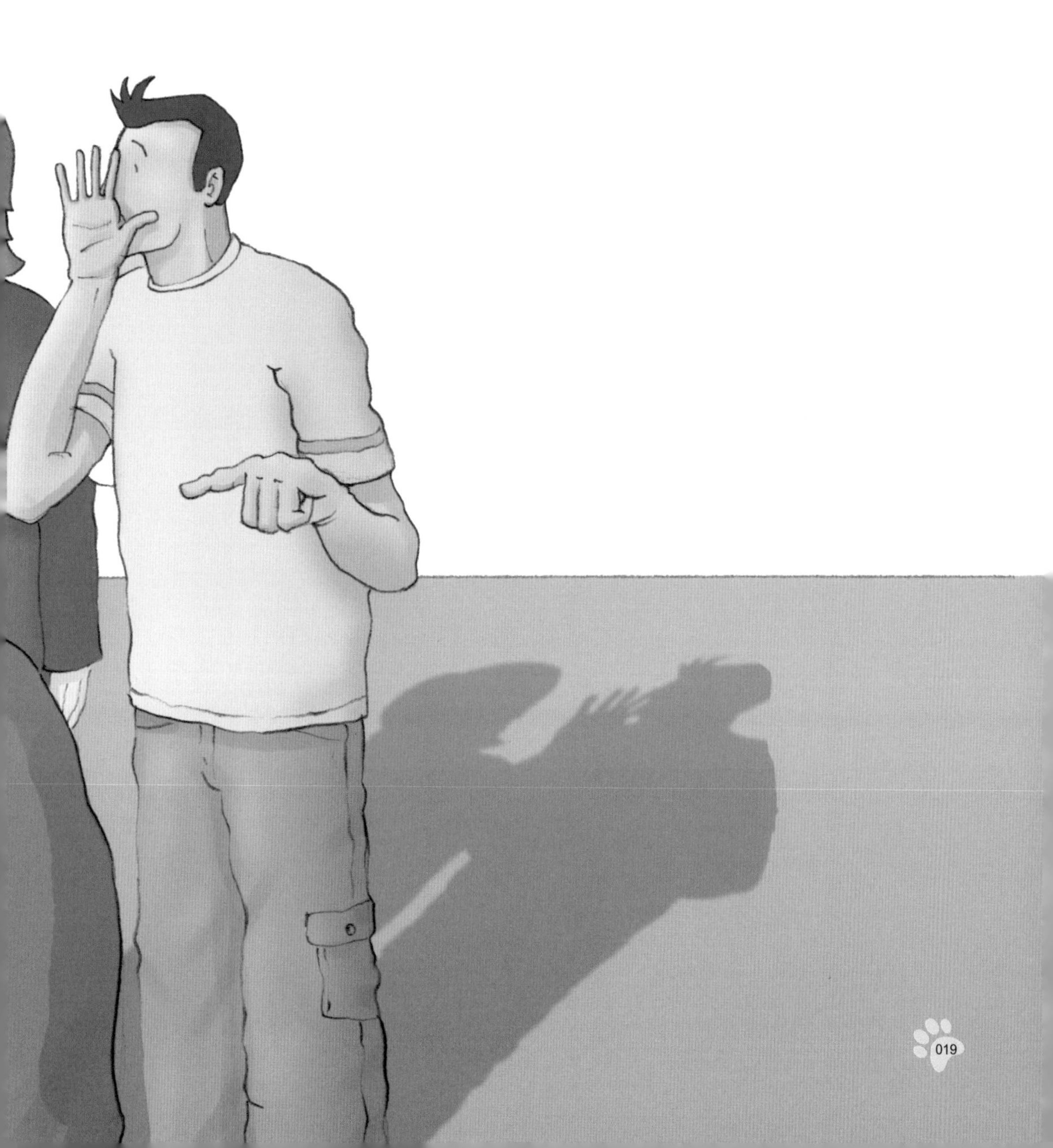

因黑狗而生的羞耻感让我变成了一个大骗子。

无论在家还是在外，

我都得时刻伪装，欺骗所有人。

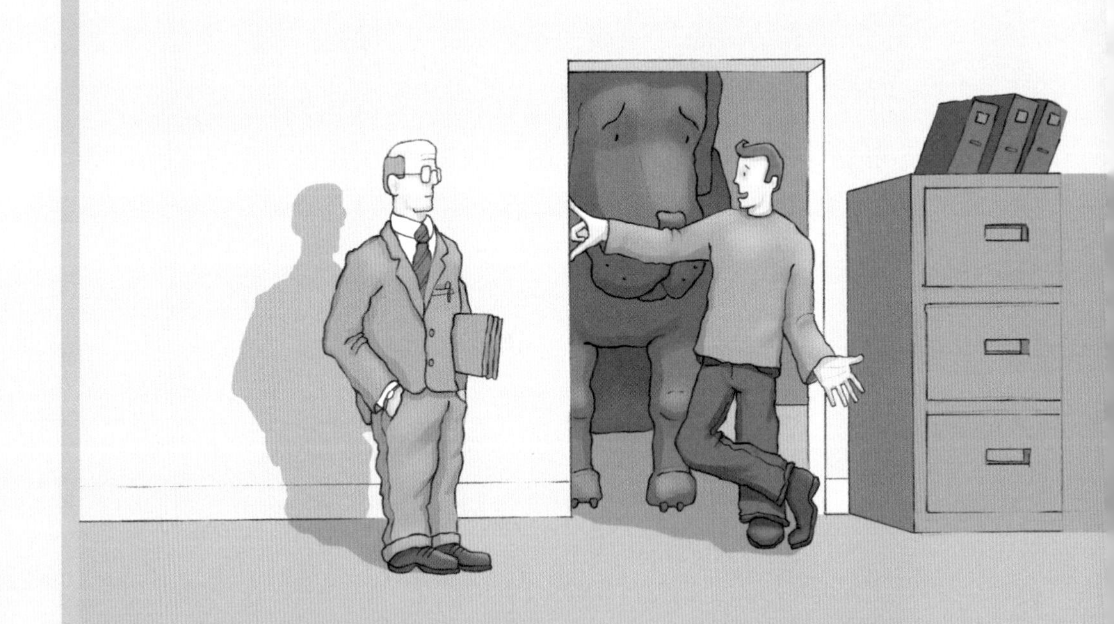

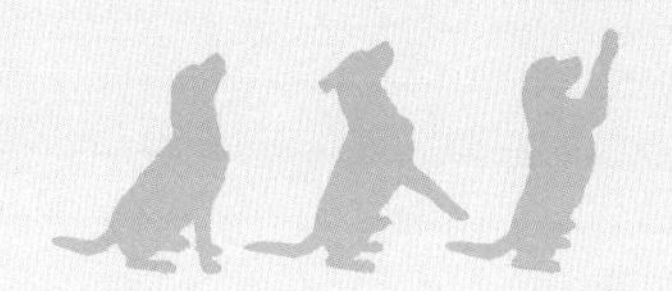

可要知道，一直感情充沛地去维系这样一个谎言，

会消耗令人难以置信的精力。这就好像是你要掩盖自己得了癫痫、

心脏病抑或是糖尿病一样，极其困难。

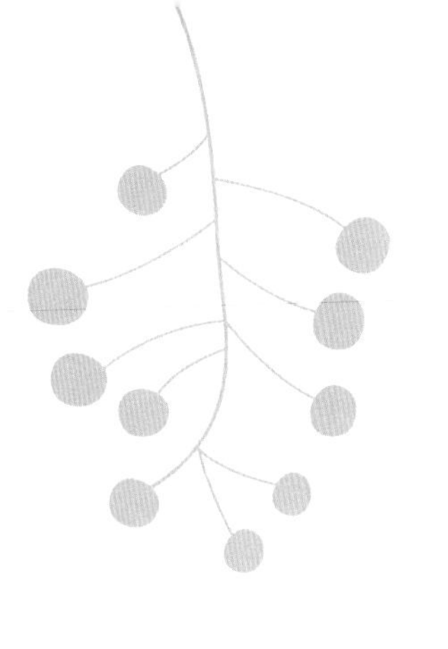

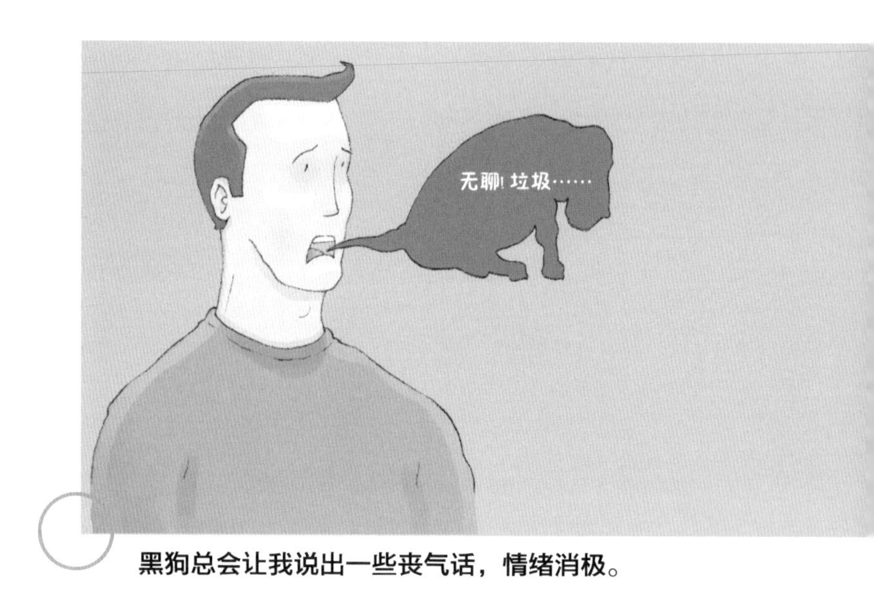

黑狗总会让我说出一些丧气话，情绪消极。

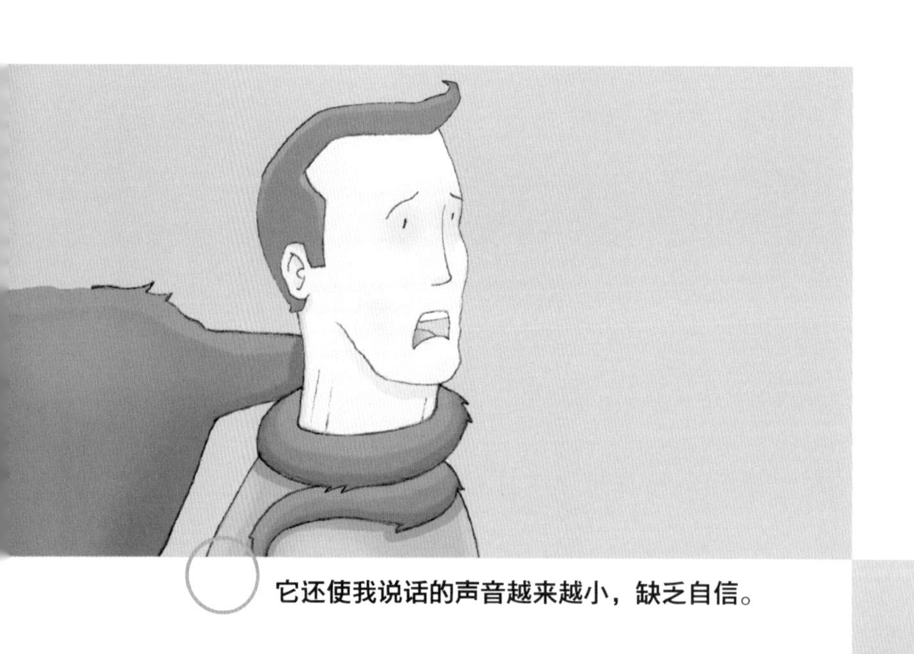

它还使我说话的声音越来越小，缺乏自信。

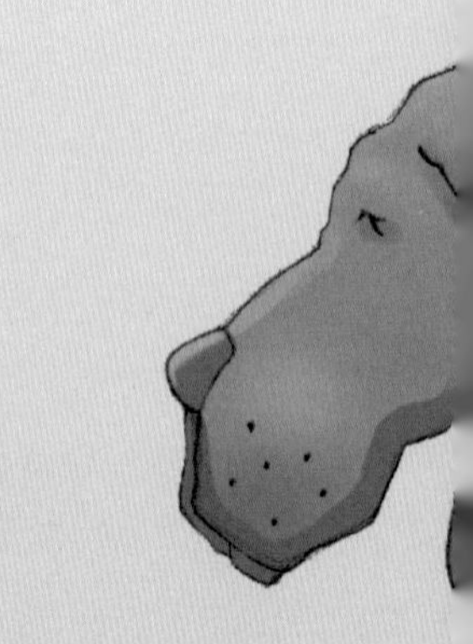

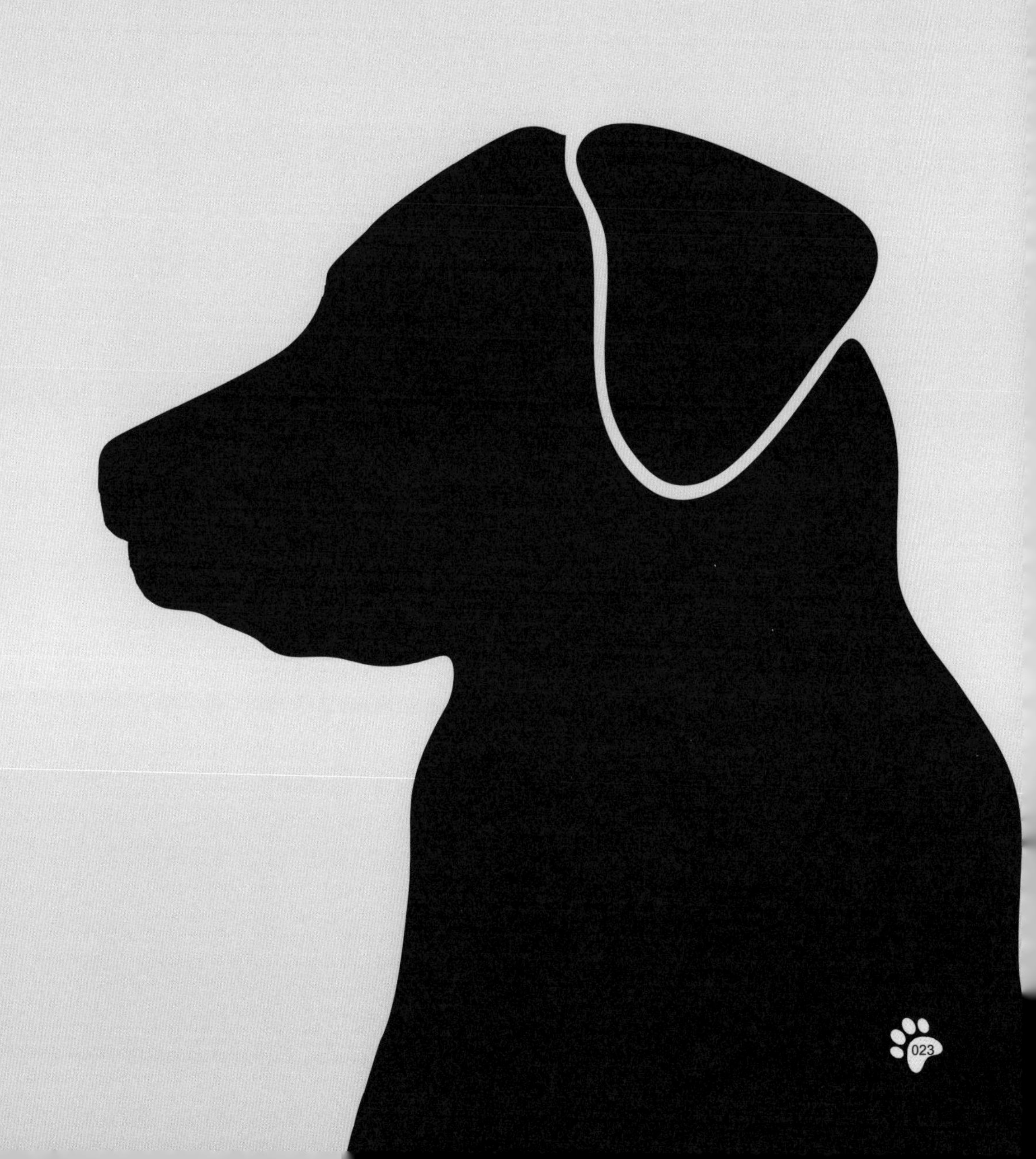

黑狗让我变得急躁易怒，难以相处。

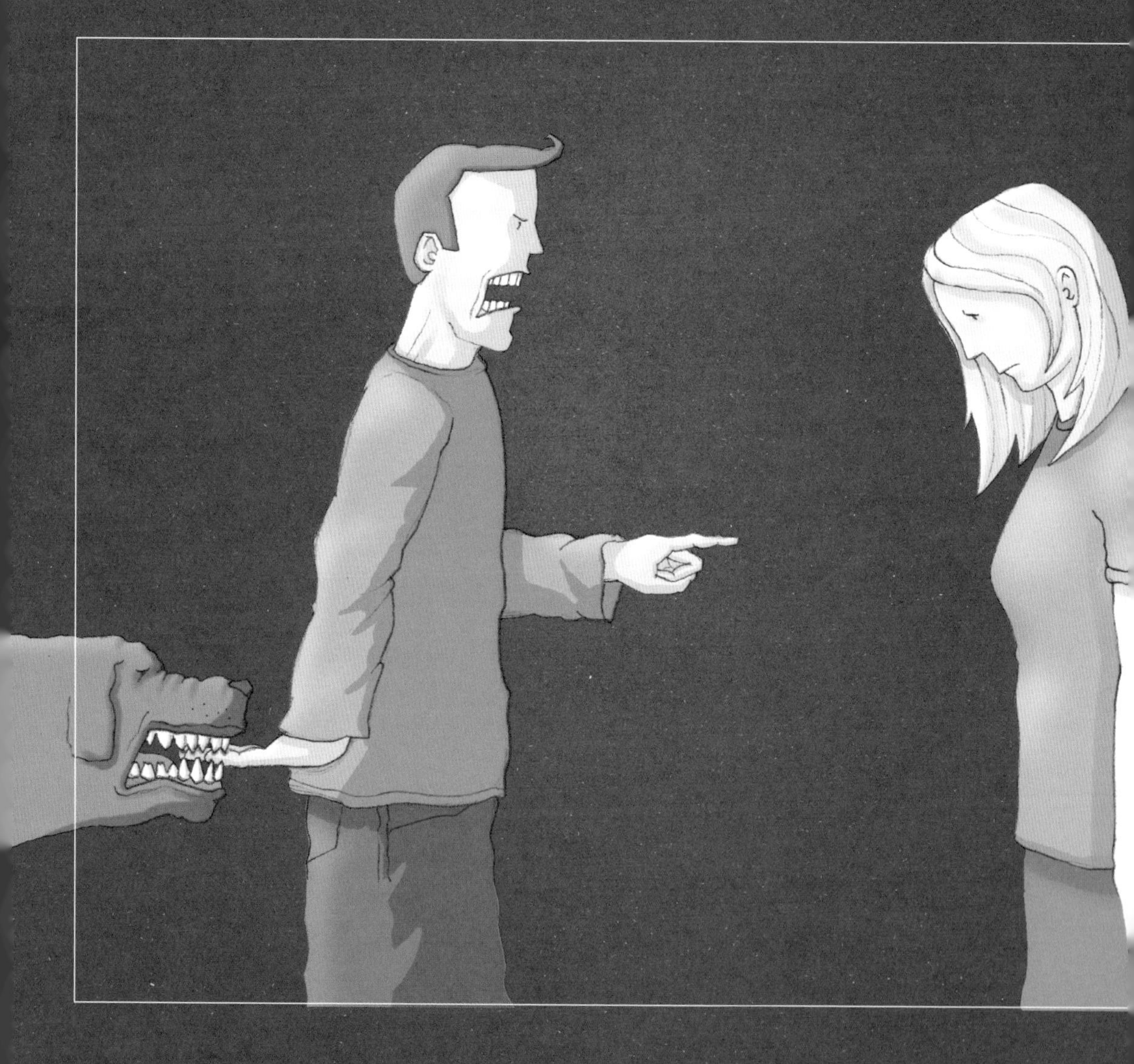

黑狗轻易就夺走了我的爱，

埋葬了我的亲密关系，

却不以为然。

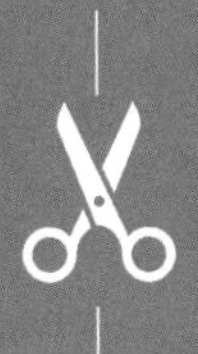

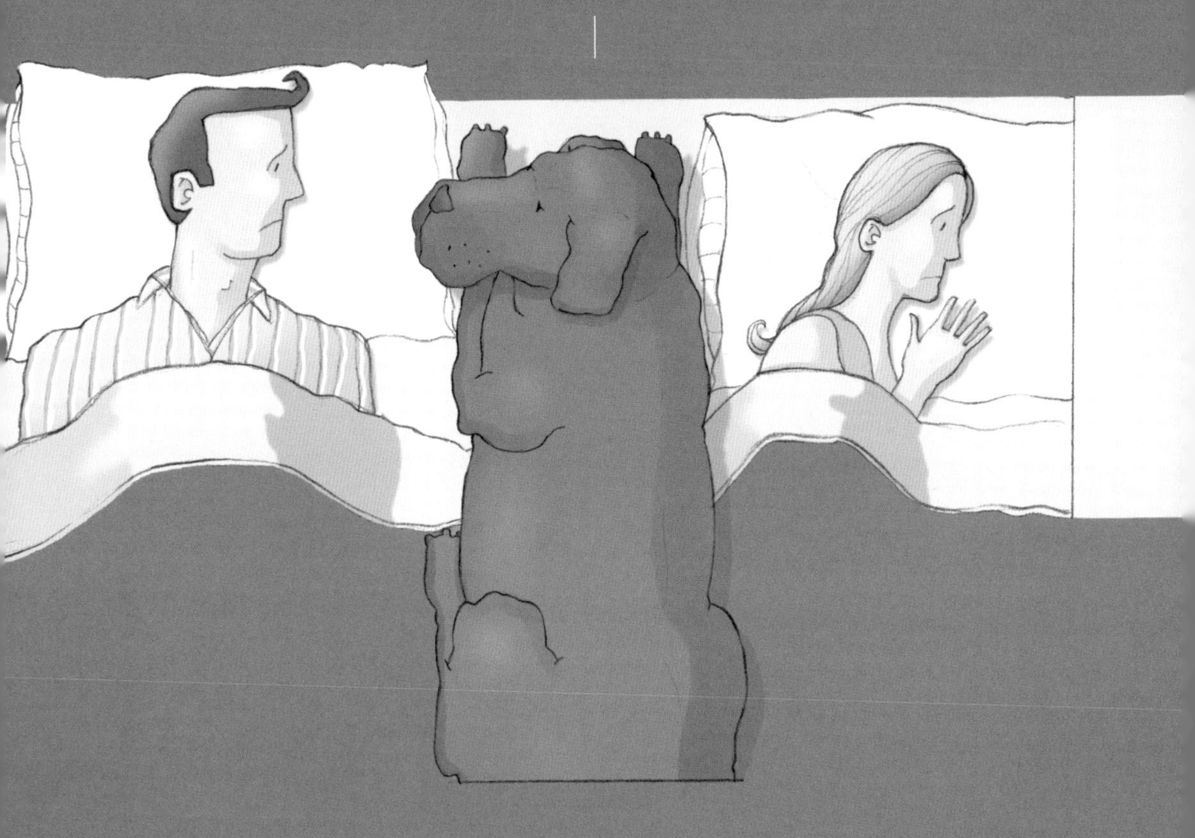

它总喜欢用重复又消极的想法在深更半夜吵醒我。

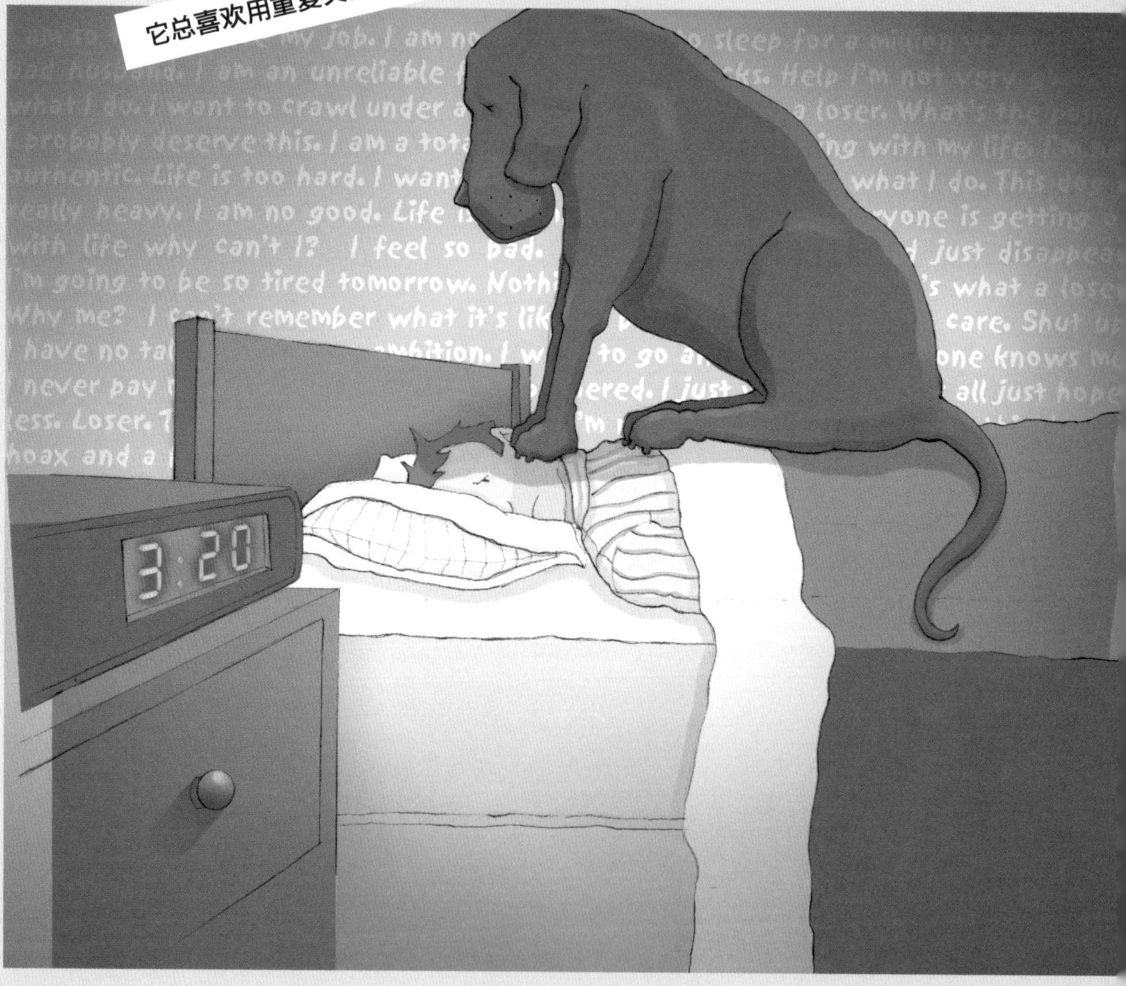

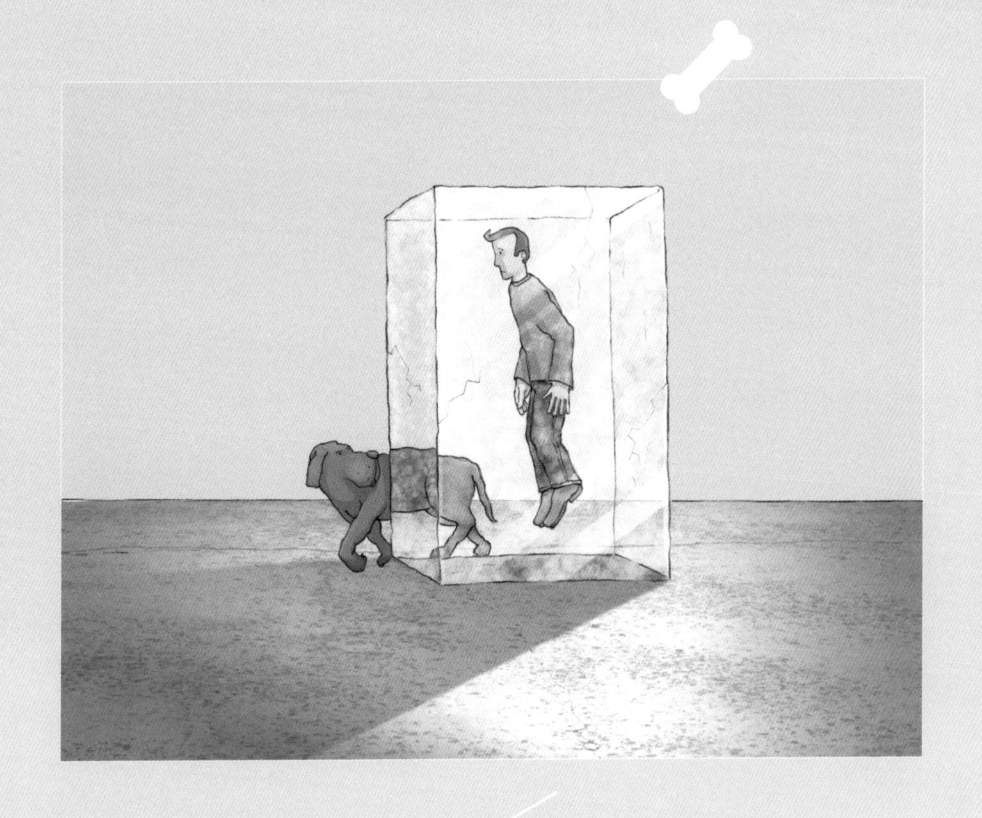

life

当你的生活里有这样一只黑狗时，
可不仅是会感到有一点沮丧、
悲伤或郁闷这么简单。
最糟的情况是，
你甚至会失去所有感觉与情绪，
无论好坏。

日子一天天过，黑狗越长越大，
开始充斥我的生活。
我也会说“够了”，
然后用尽所有我认为可以赶走它的方式攻击它。

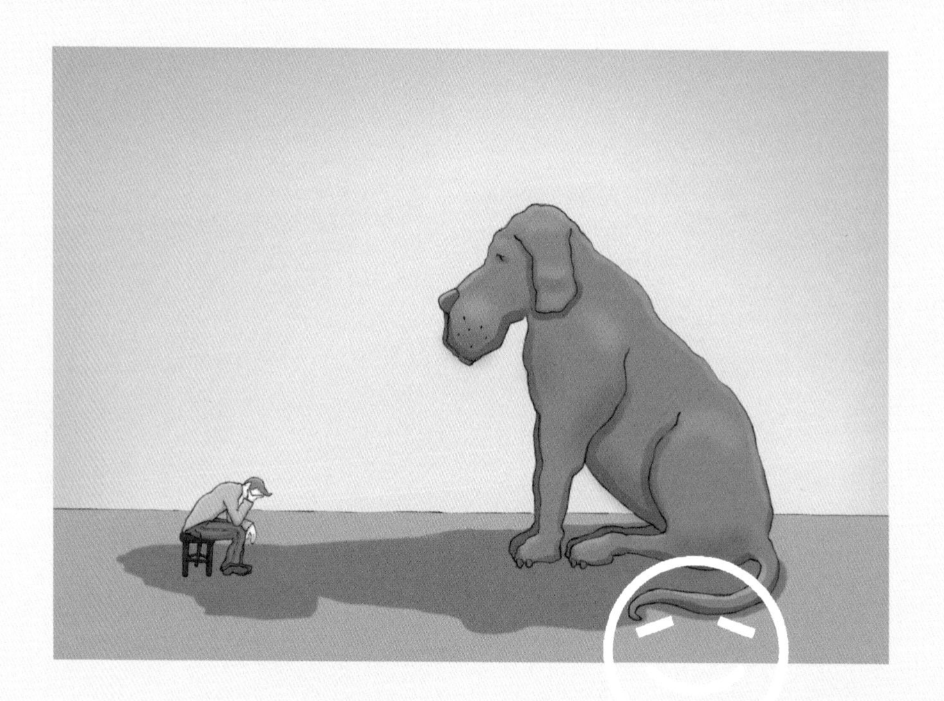

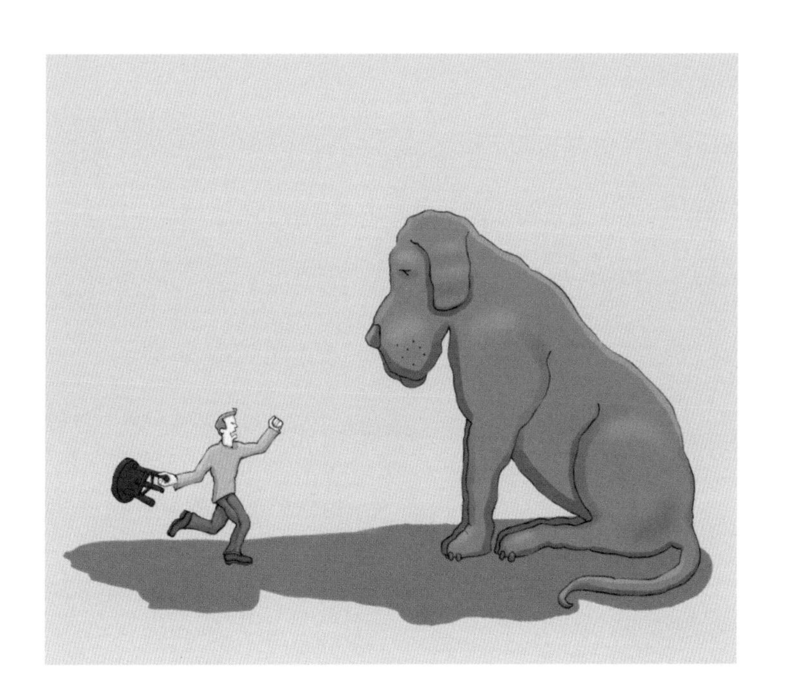

可是，它往往会占上风。

到头来，躺倒认输变得比再次奋起抗争还容易些。

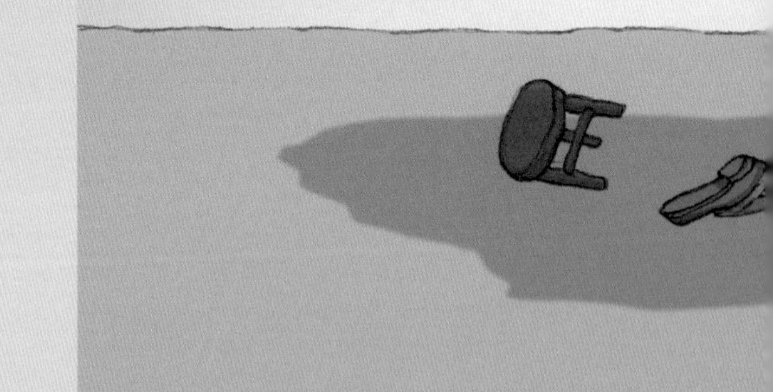

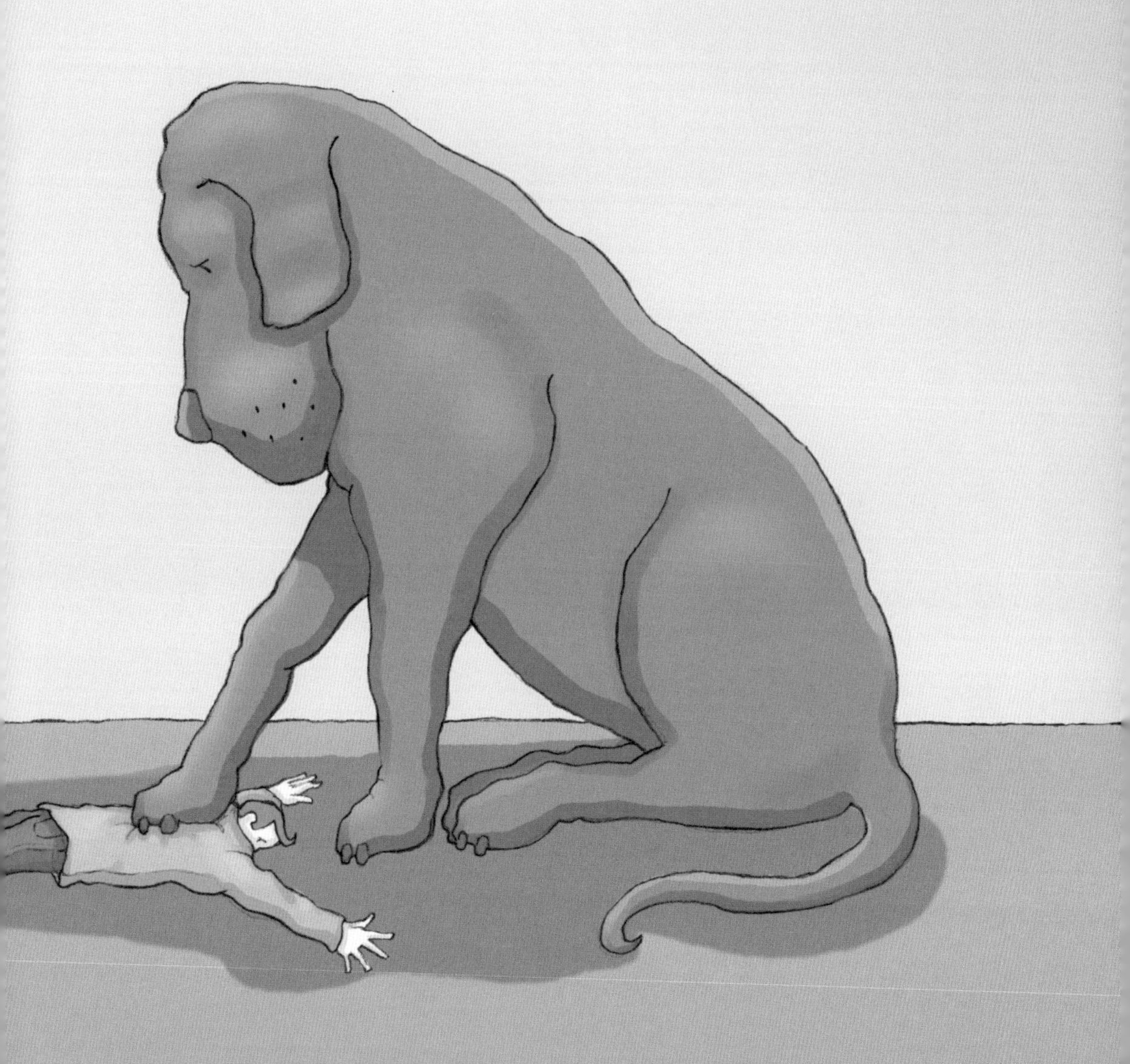

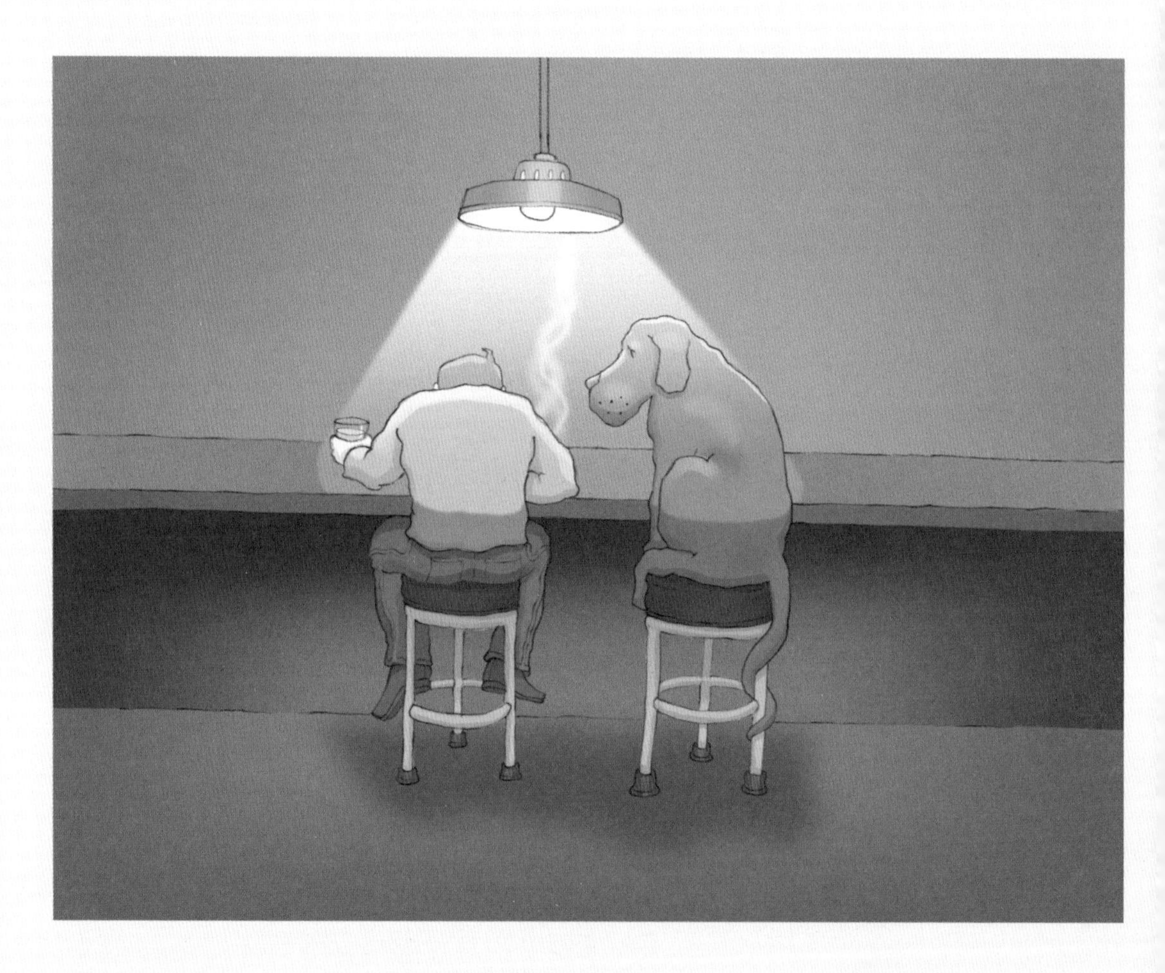

最后，我变得善于“自我治疗”……

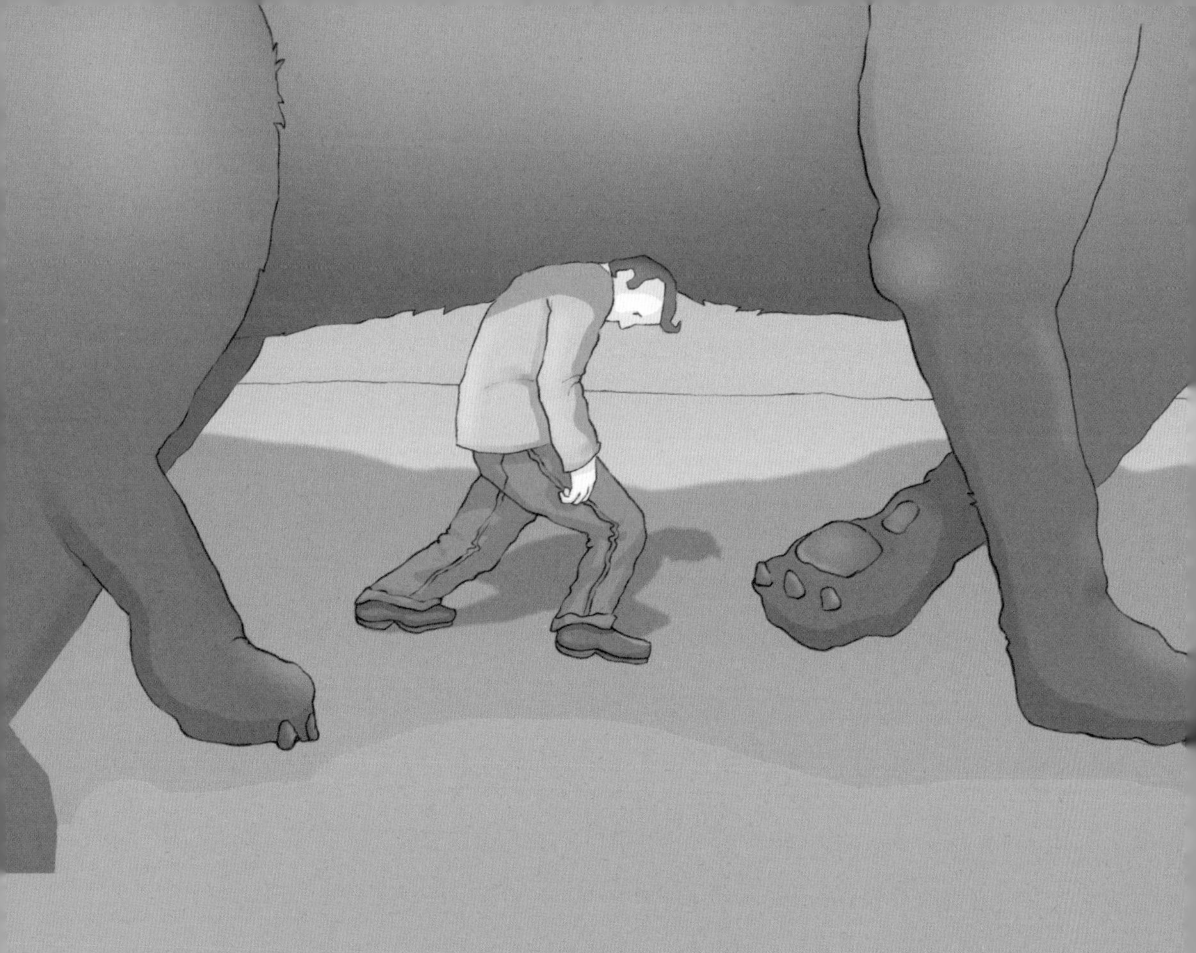

然而，却从未真的管用。

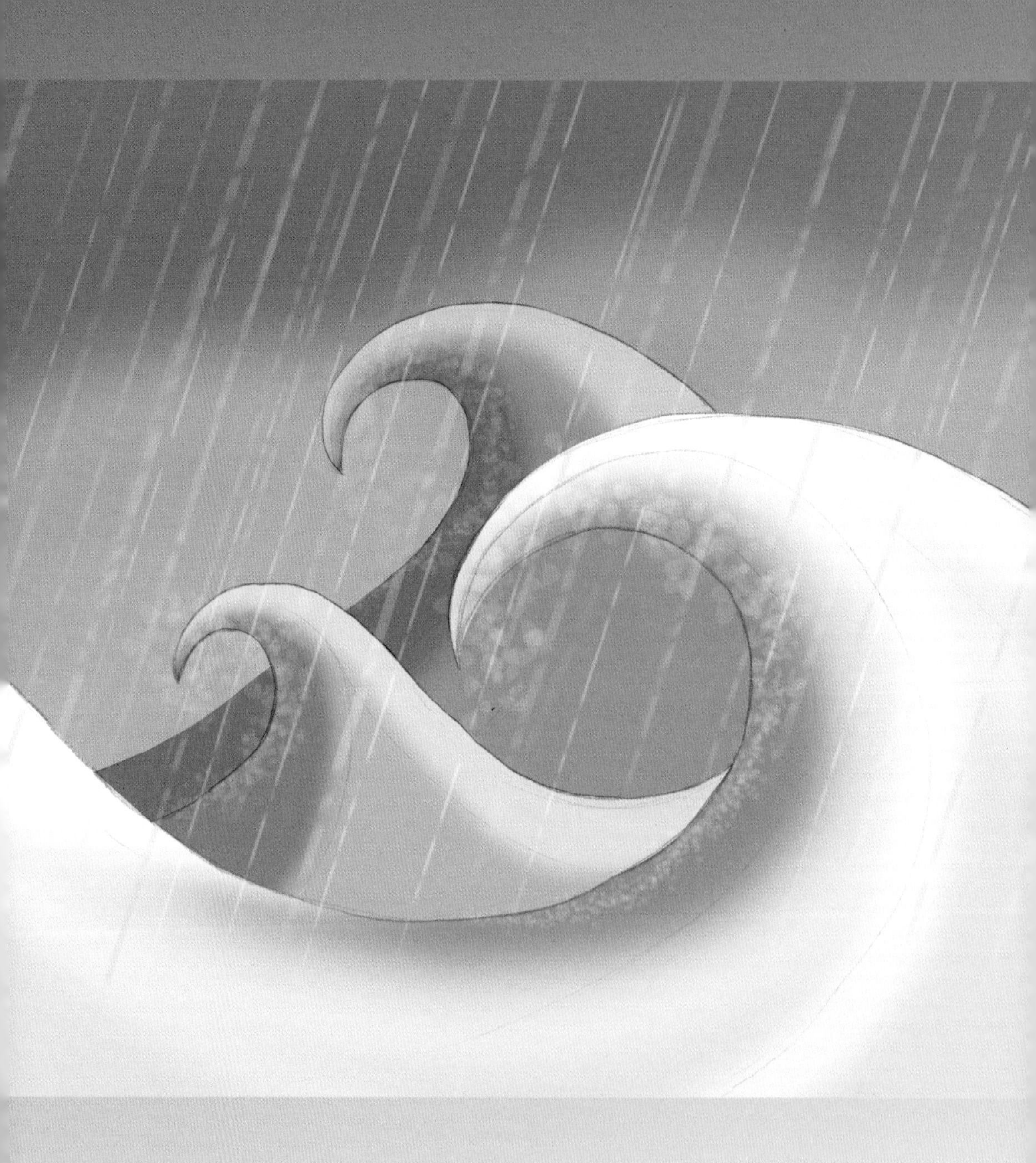

我开始觉得自己与周围人事隔绝，孤立无援。

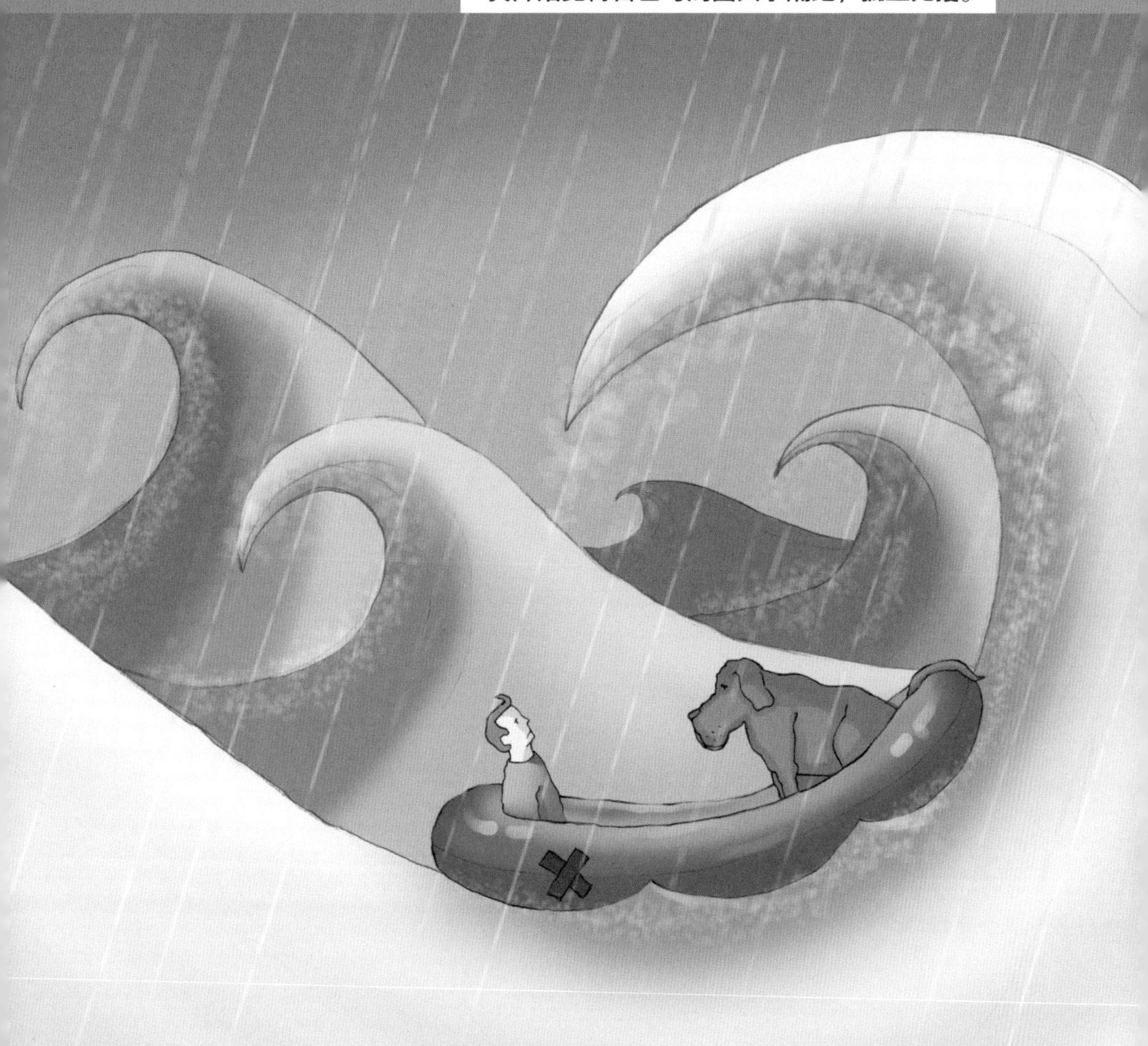

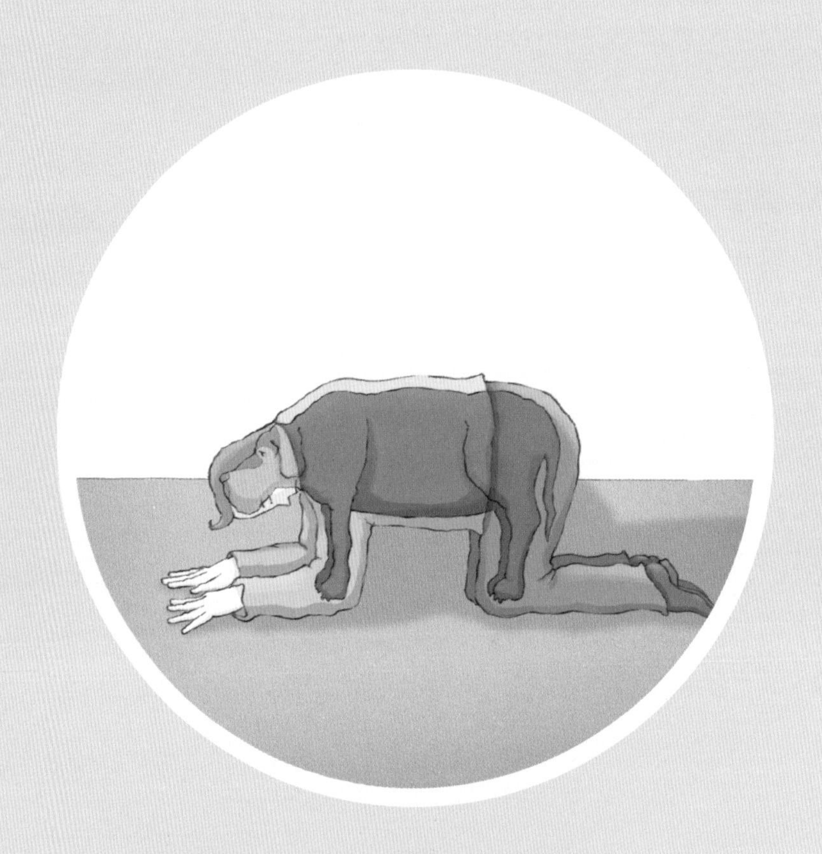

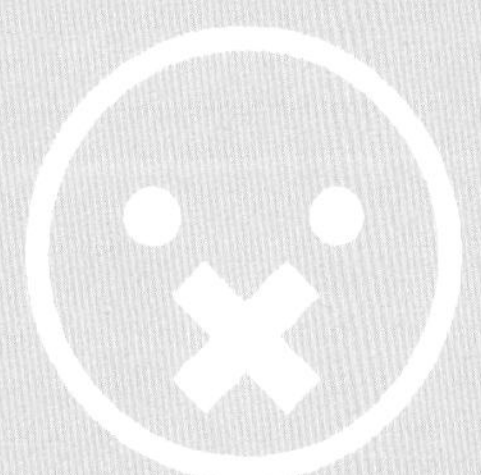

黑狗终于成功绑架了我的生活，
让我彻底屈服。
就连继续生活下去的勇气与决心都离我而去，
消失殆尽了。

大约就在那时，我开始寻求专业的帮助，
去看心理医生。
这是我迈向康复的第一步，
也是我人生中一个重要的转折点。

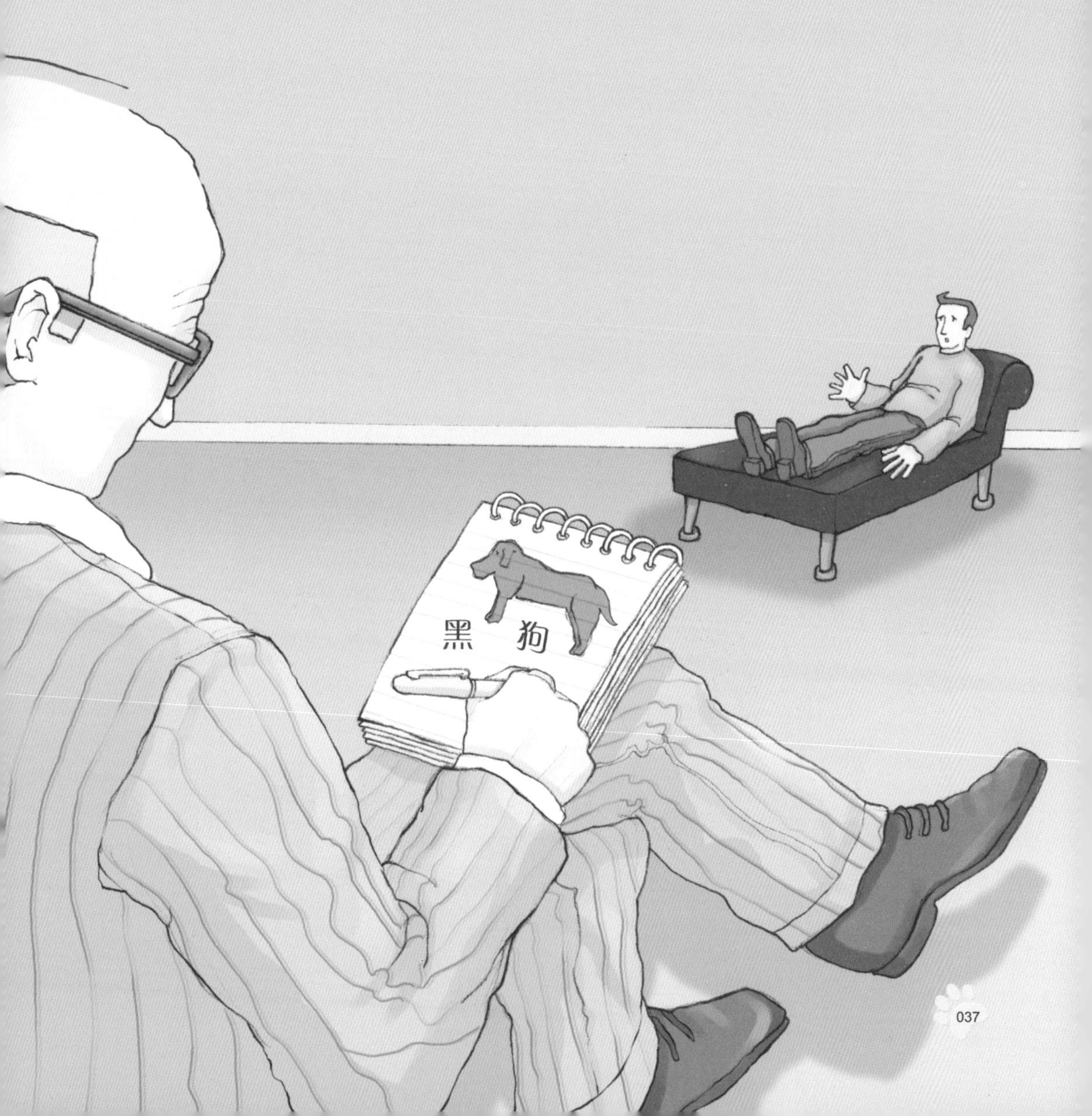

我发现

各式各样的黑狗正在侵扰成千上万，

形形色色的人；

受害者无论是谁，

机会均等。

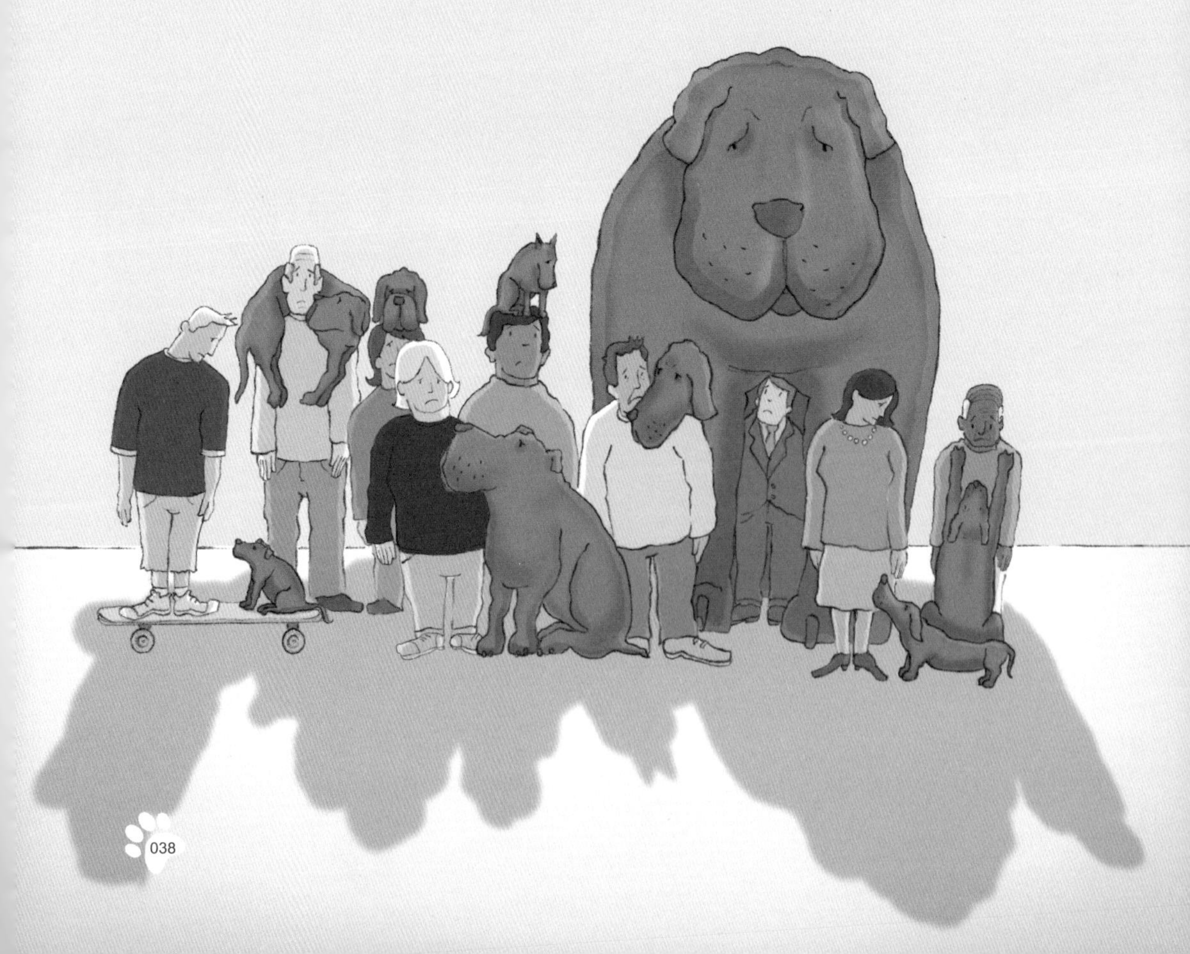

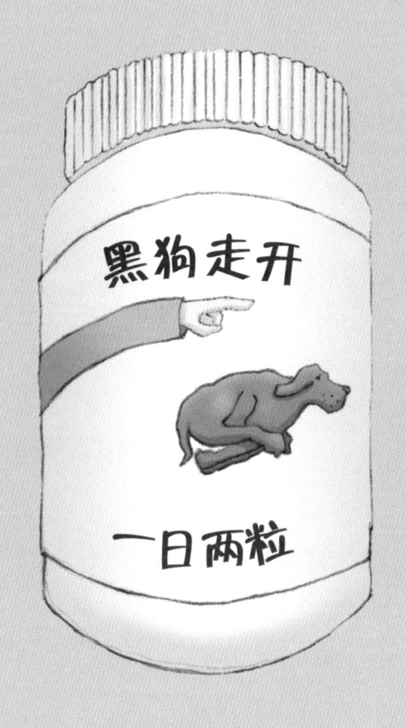

我学会了许多对付黑狗的方法，
也知道并没有立竿见影的对策。
对于有些人，
药物可能是必要的治疗手段；
而其他人，
或许还需要结合另外的方法来治疗。

黑狗让我相信，
一旦我把它的事告诉别人，
就会被人评判和论断。
而事实是，
在情感上与密友和家人坦诚相待，
绝对可以让你得到拯救。

恐怖的黑狗
把这只狗放出来
其实远比把它关在你心里要好得多。

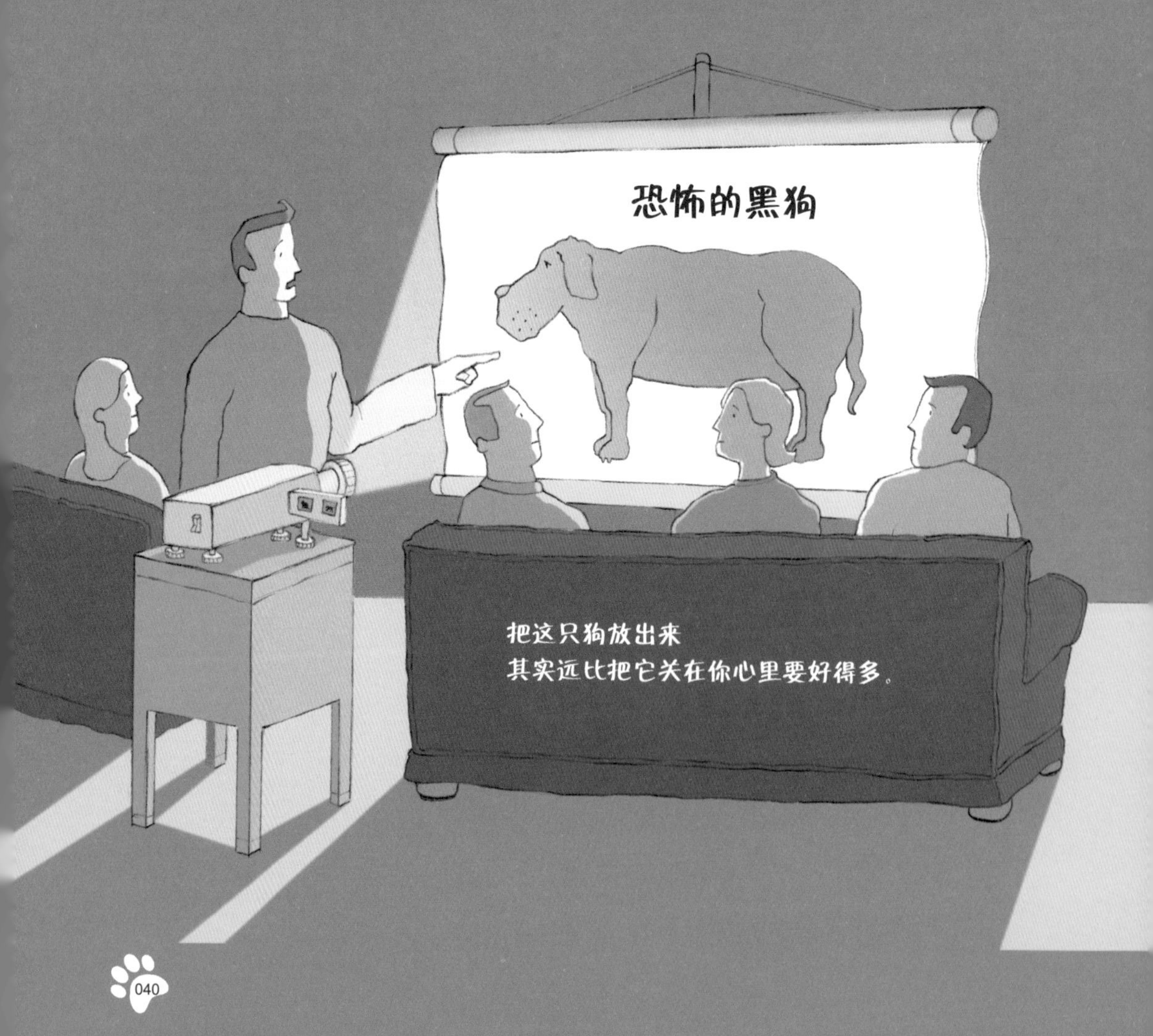

我学会了不再害怕黑狗，
甚至还教会了它一些我设计的小把戏。

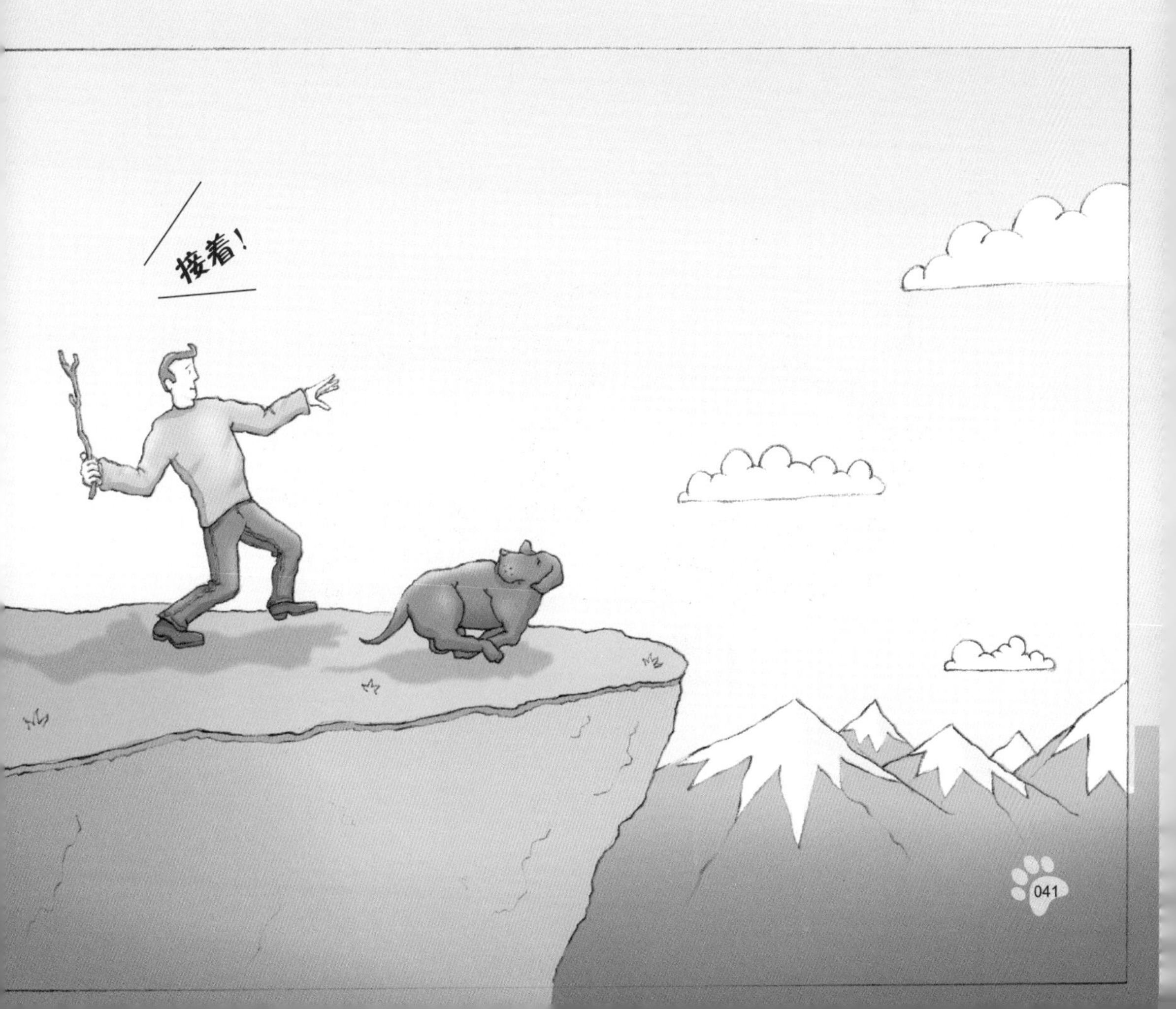

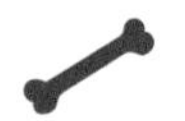

疲劳与压力是黑狗的食粮；
你越是压力大，
它就叫得越凶。

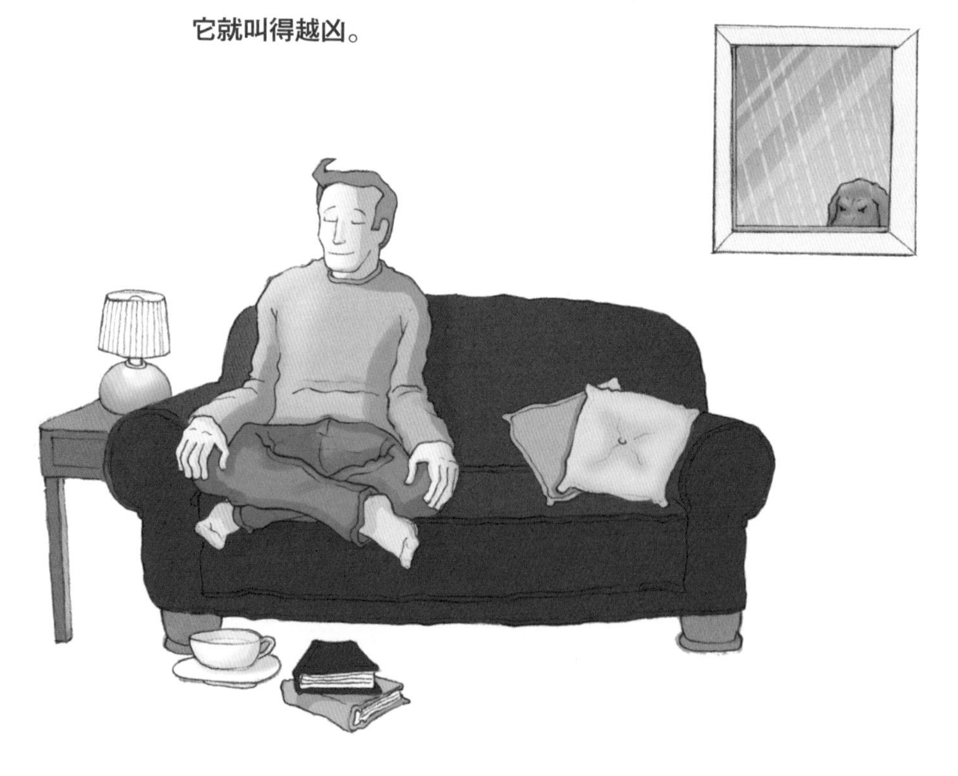

所以学会如何适度休息和安定心神很重要。
瑜伽、冥想和自然放松
都可以帮你喝退这只狗，
将它拒之门外。

黑狗又胖又懒，因此它也非常乐意看到你赖在床上，为自己暗自神伤。它通常也讨厌运动，因为它知道运动会让你感觉更好。所以，当你最不愿意动弹时，恰恰是你最该动起来的时候。

出去走走，或跑跑步，把那个小畜生远远甩在后面吧。

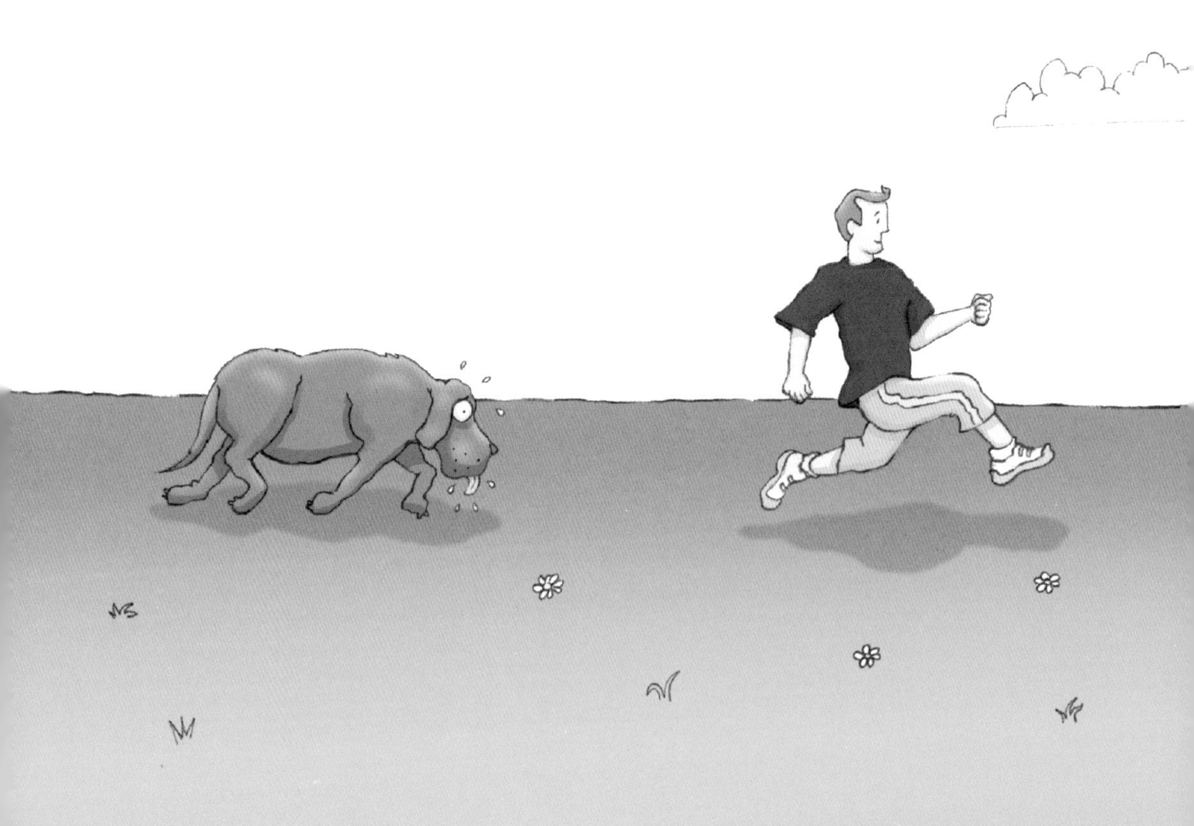

坚持记“情绪日志”会非常有用。
将你的想法写下来是一种深度释放，
同时也会让你更具洞见，思想深刻。

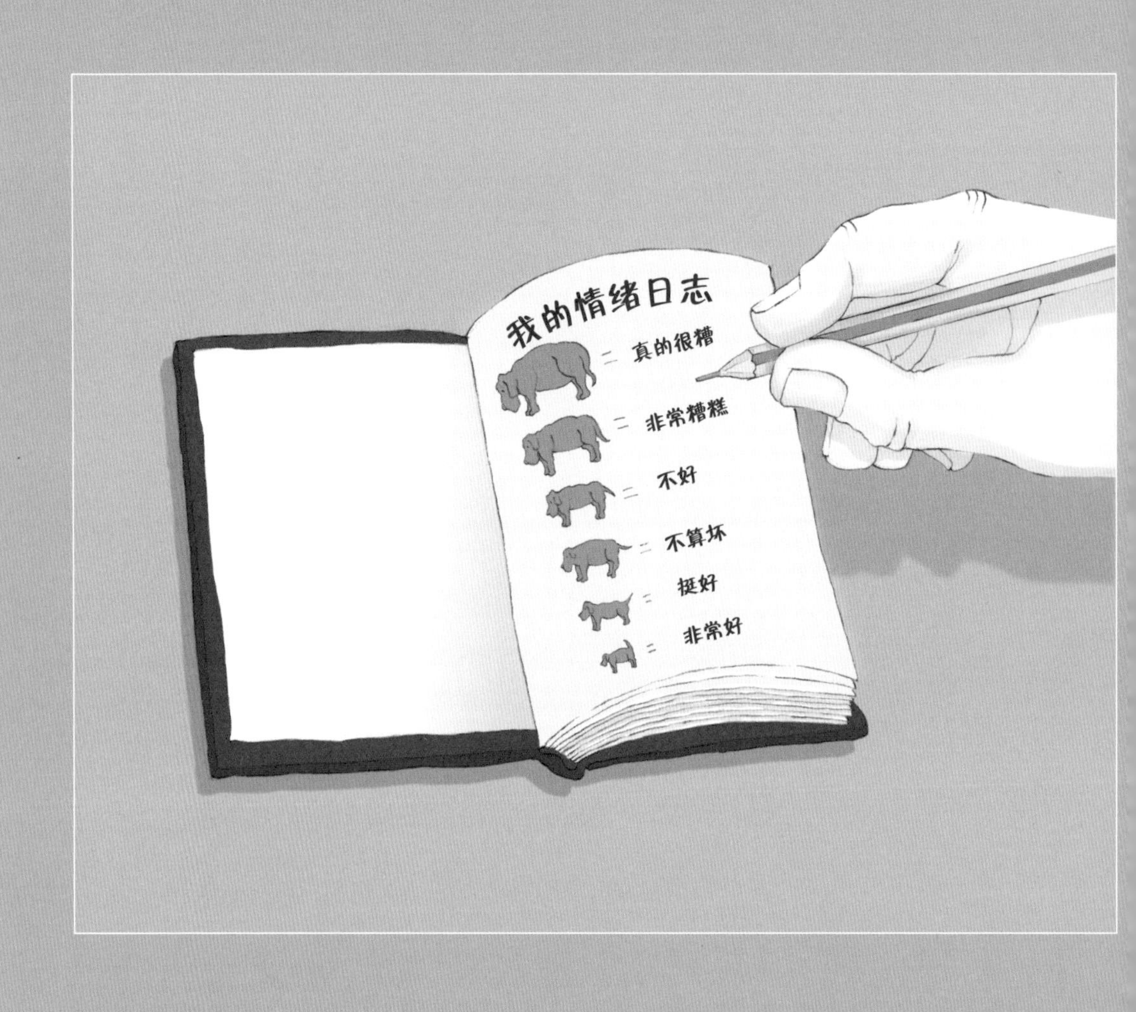

设定一些符号，

为你每天的心情评级，

这样能更好地追踪黑狗的情况。

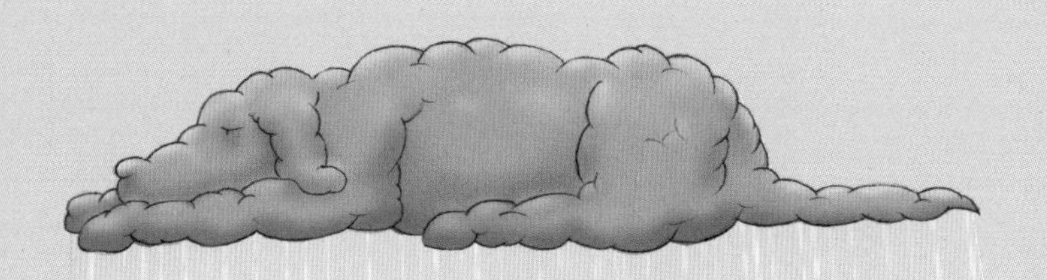

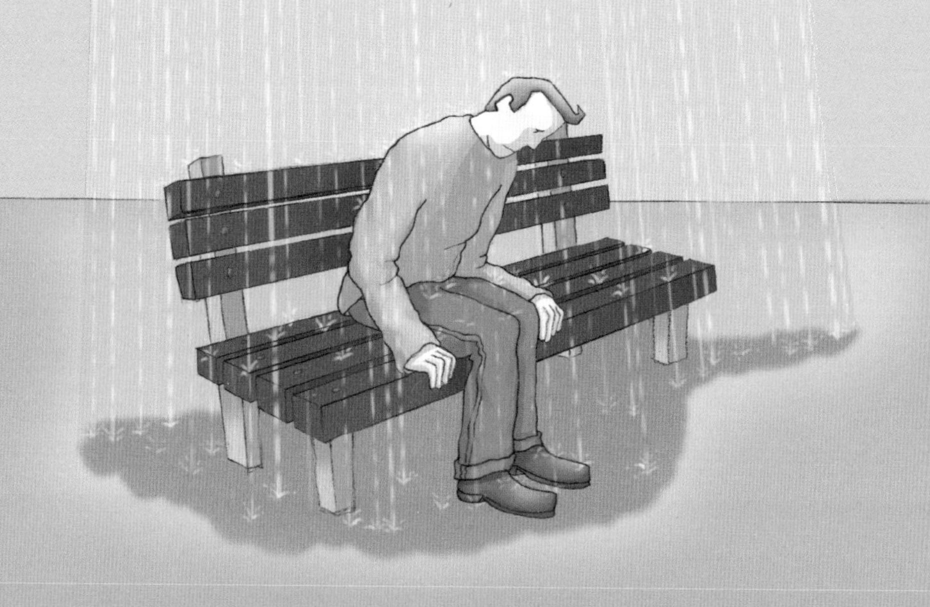

最重要的是记得，无论事情有多糟……

只要你采取了正确的步骤，

黑狗缠身的日子可以也一定会过去。

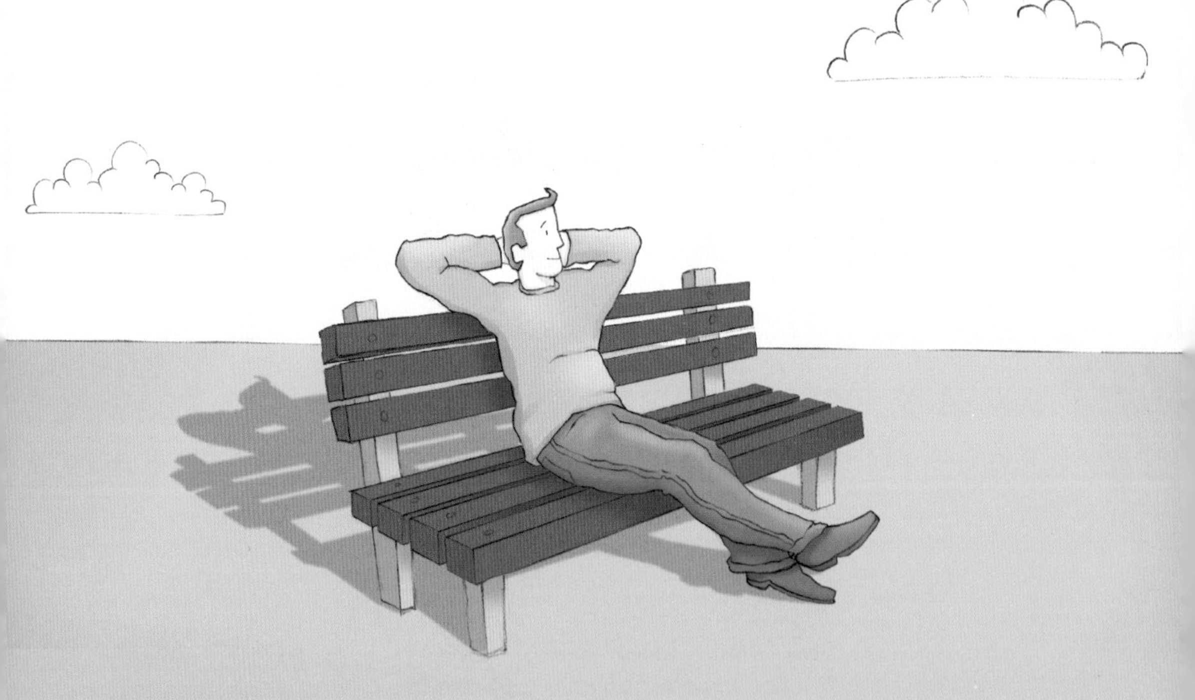

我当然不会说感谢生活里有这样一只黑狗，
但是被它夺走的一切我最终都以其他方式
赢回来了。

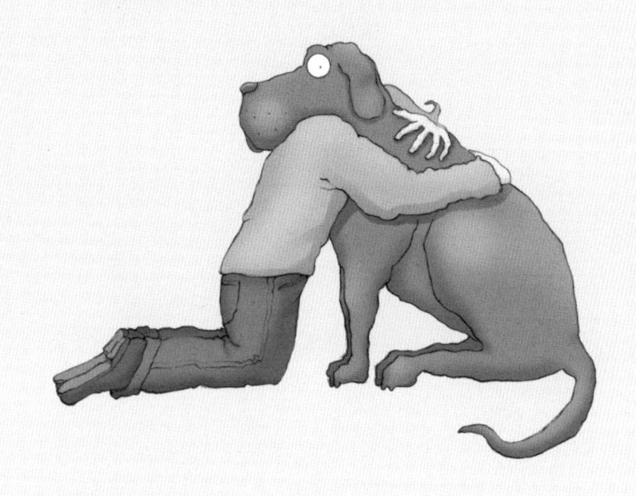

是它，
迫使我重新评估并简化了自己的生活。

也是它，教会了我与其逃避问题，
不如承认甚至接受它们。

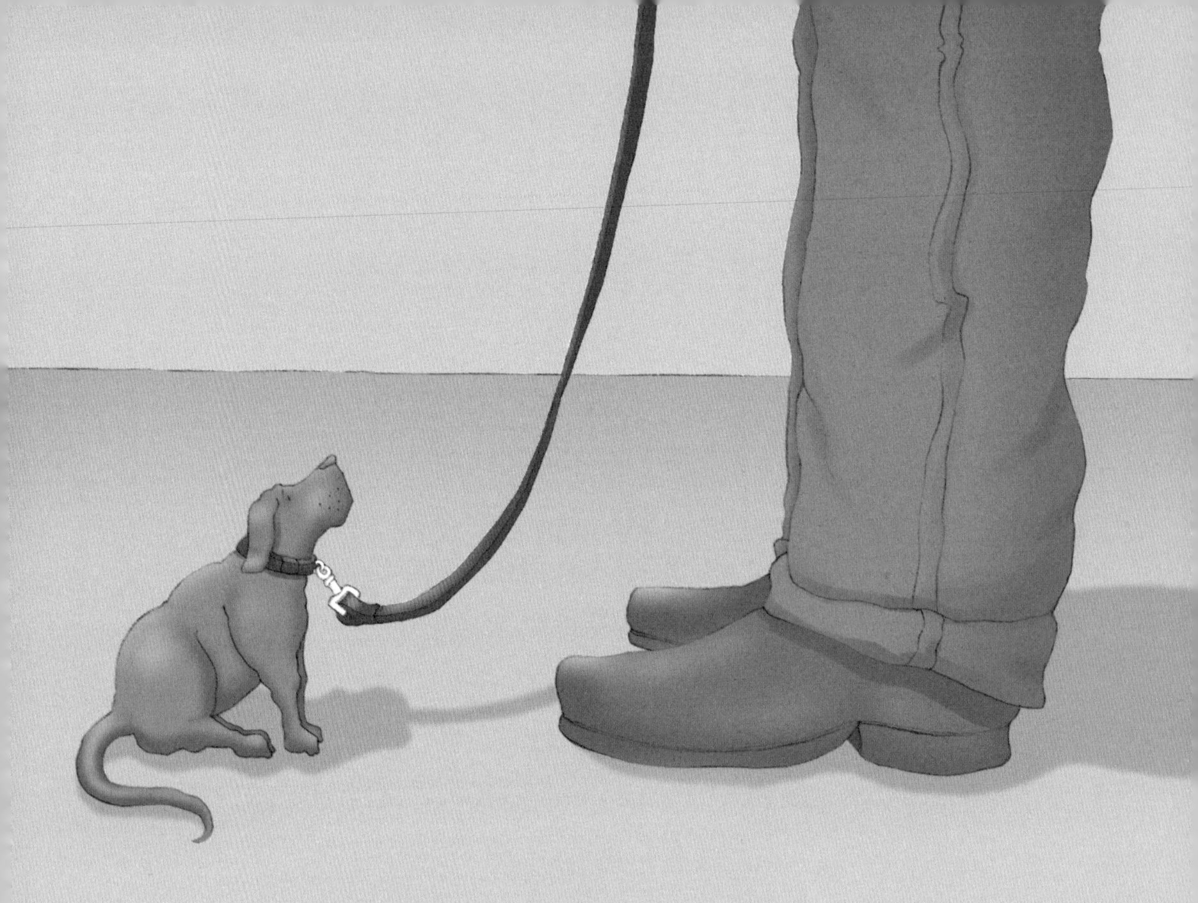

黑狗可能永远都会是我生活的一部分。
但是我已经懂得，只要有耐心、
幽默感、知识和自律，
即使是最凶恶的黑狗也会乖乖听你的话。

A new start

新开始

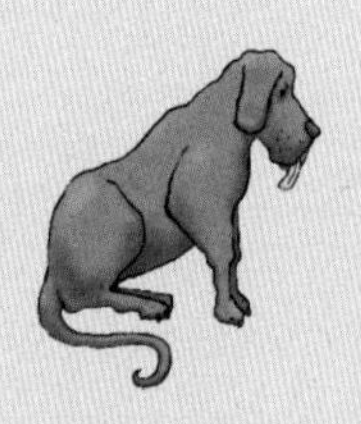

献给亲爱的看护者
谢谢你们

与黑狗一同生活

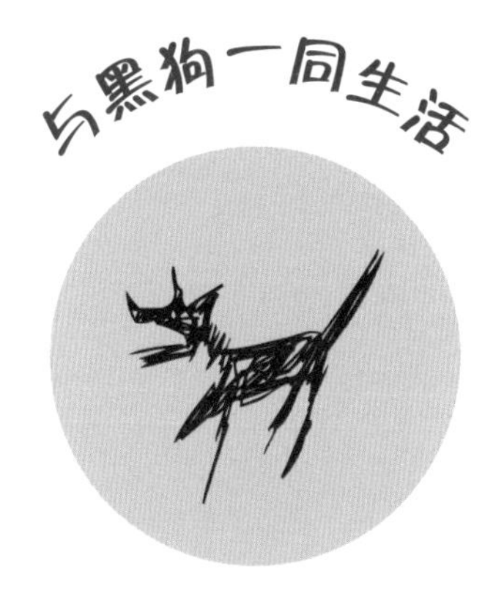

Part 2

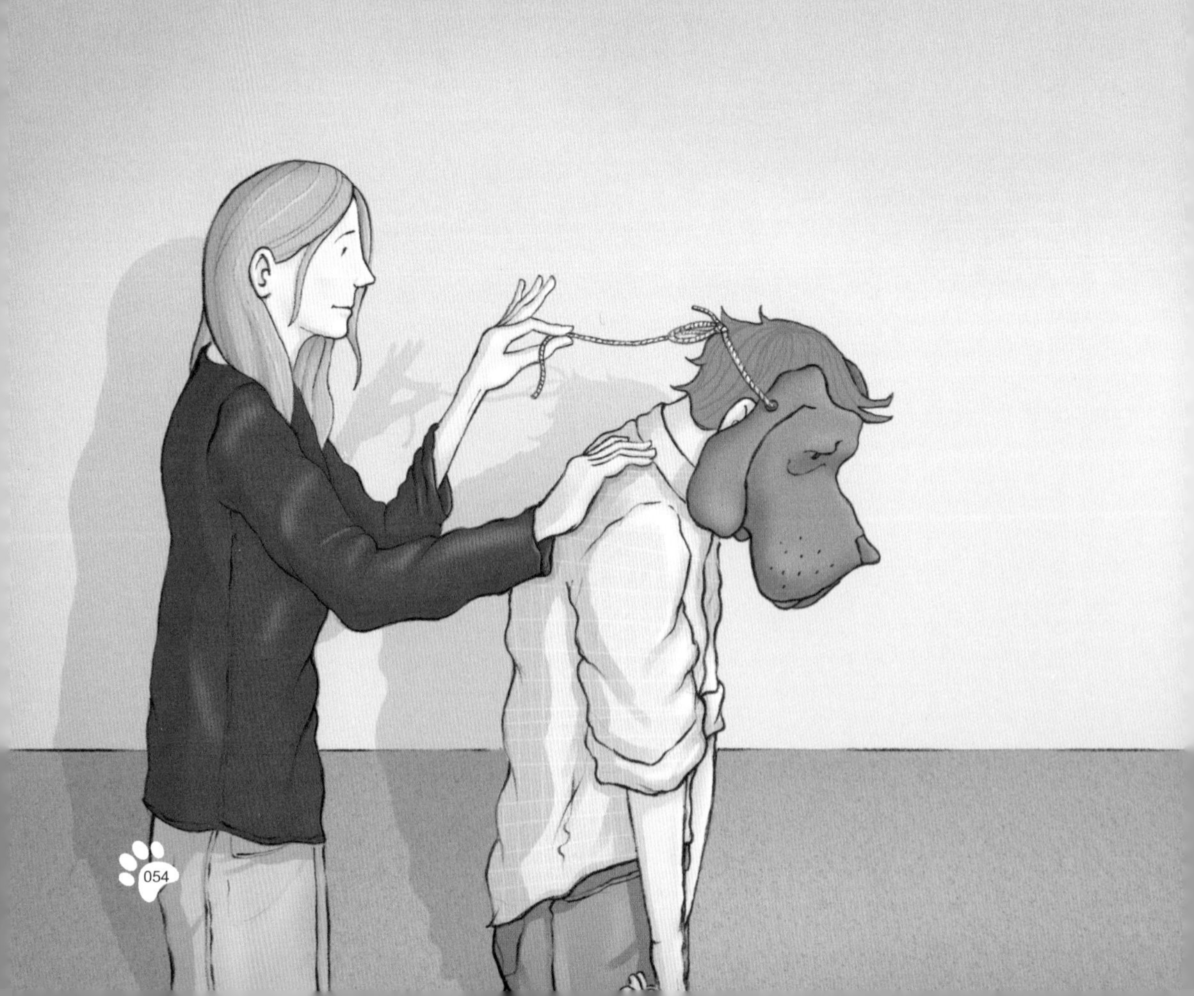

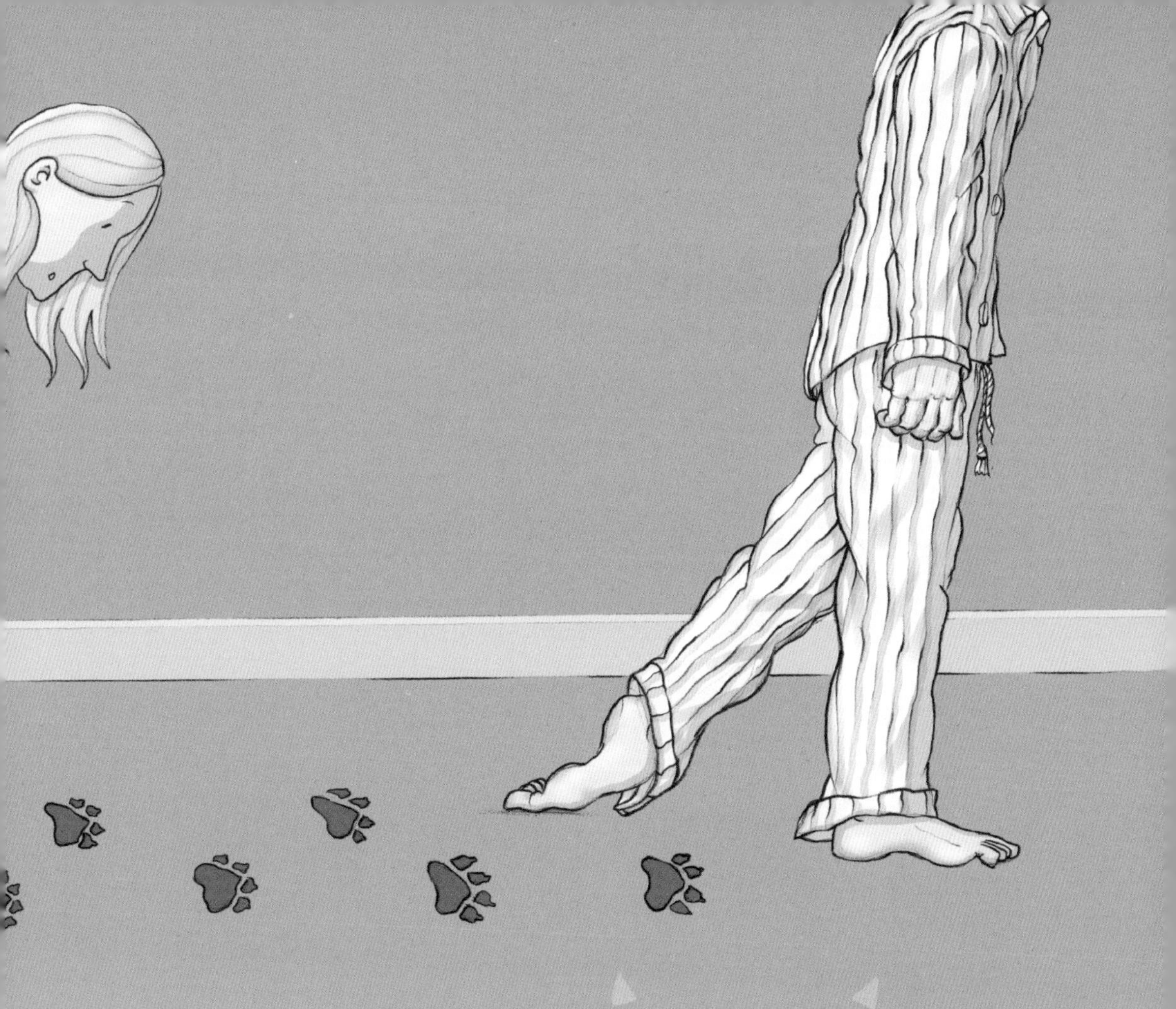

那些你可能
已经注意到的事

你可能已经注意到他们的眼中失去了光亮与活力。

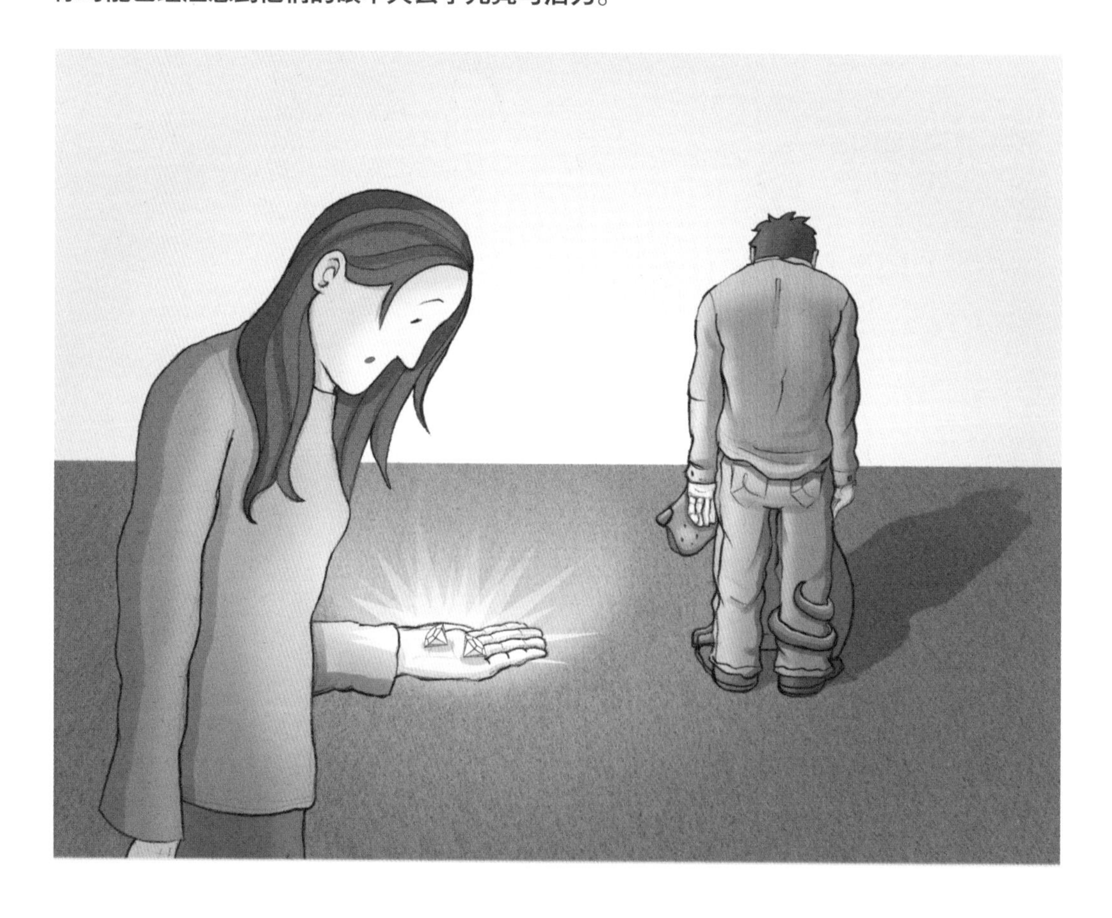

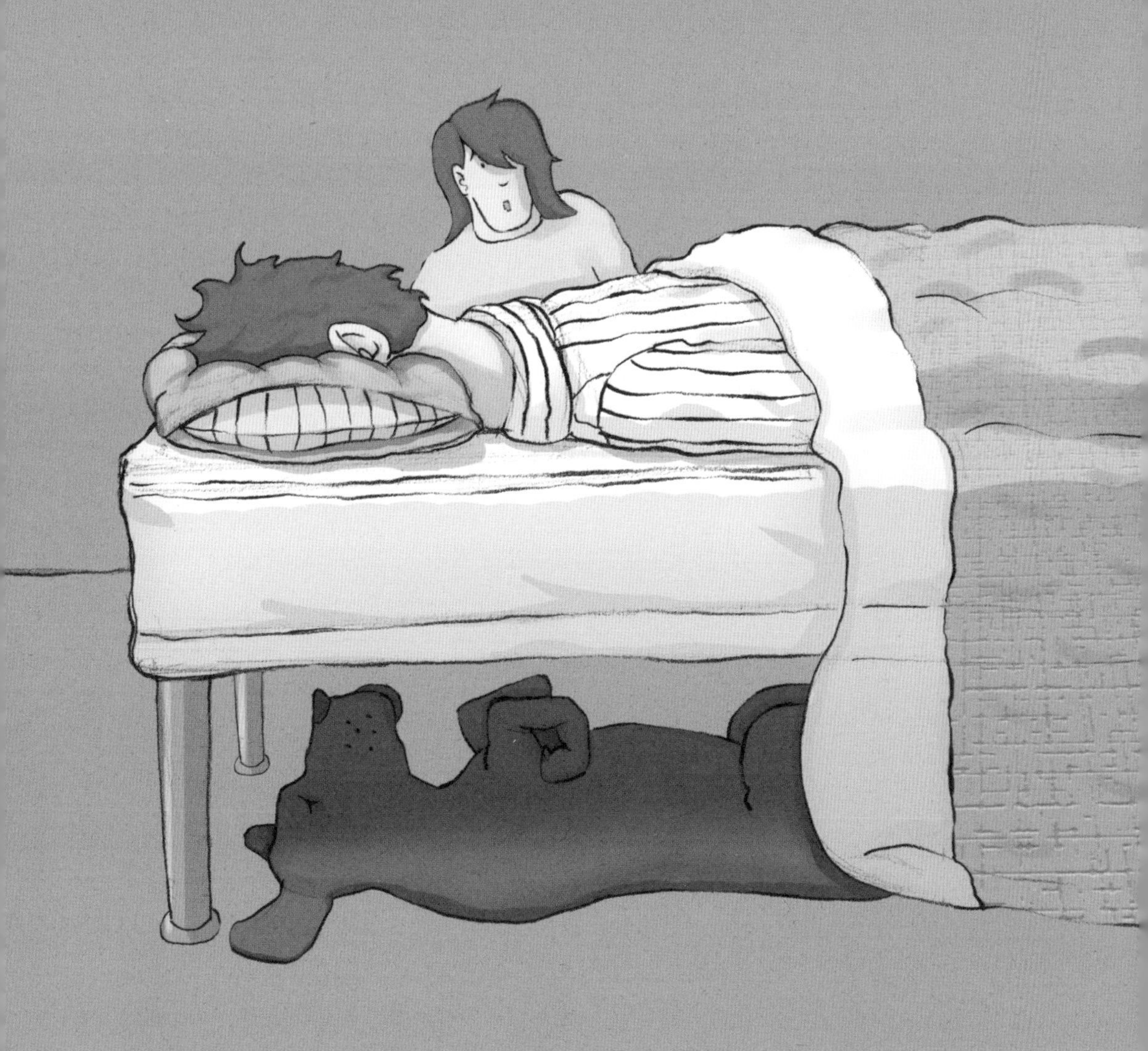

他们可能正被势不可挡的疲劳感湮没，

好像睡再多的觉也缓不过来似的。

他们可能真的很难唤醒热情或行动起来。

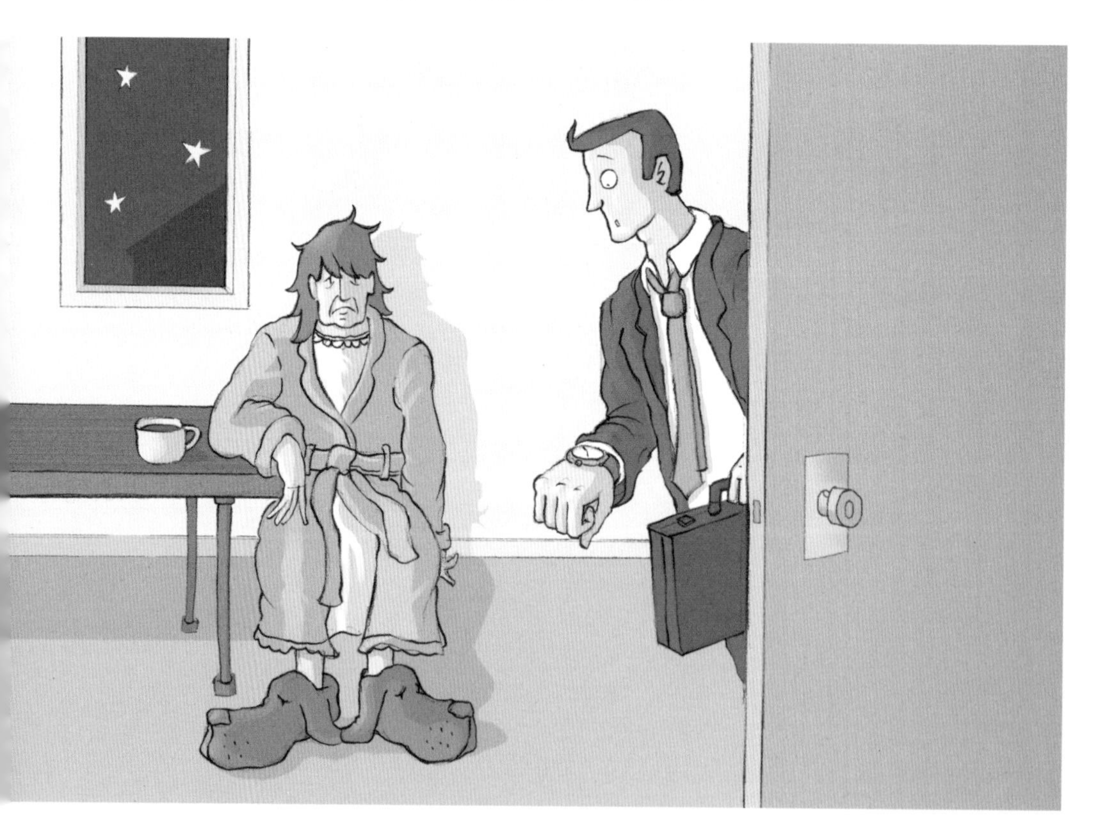

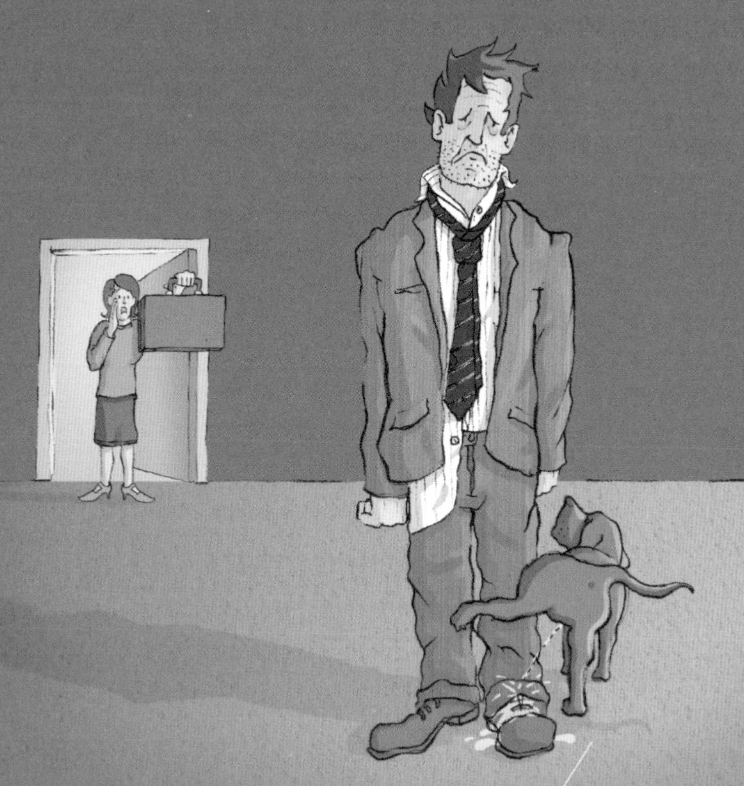

他们越来越邋里邋遢，
不修边幅，
甚至连记忆力也不再如常。

就连开怀大笑也不再像曾经那么轻而易举，

时常可见了。

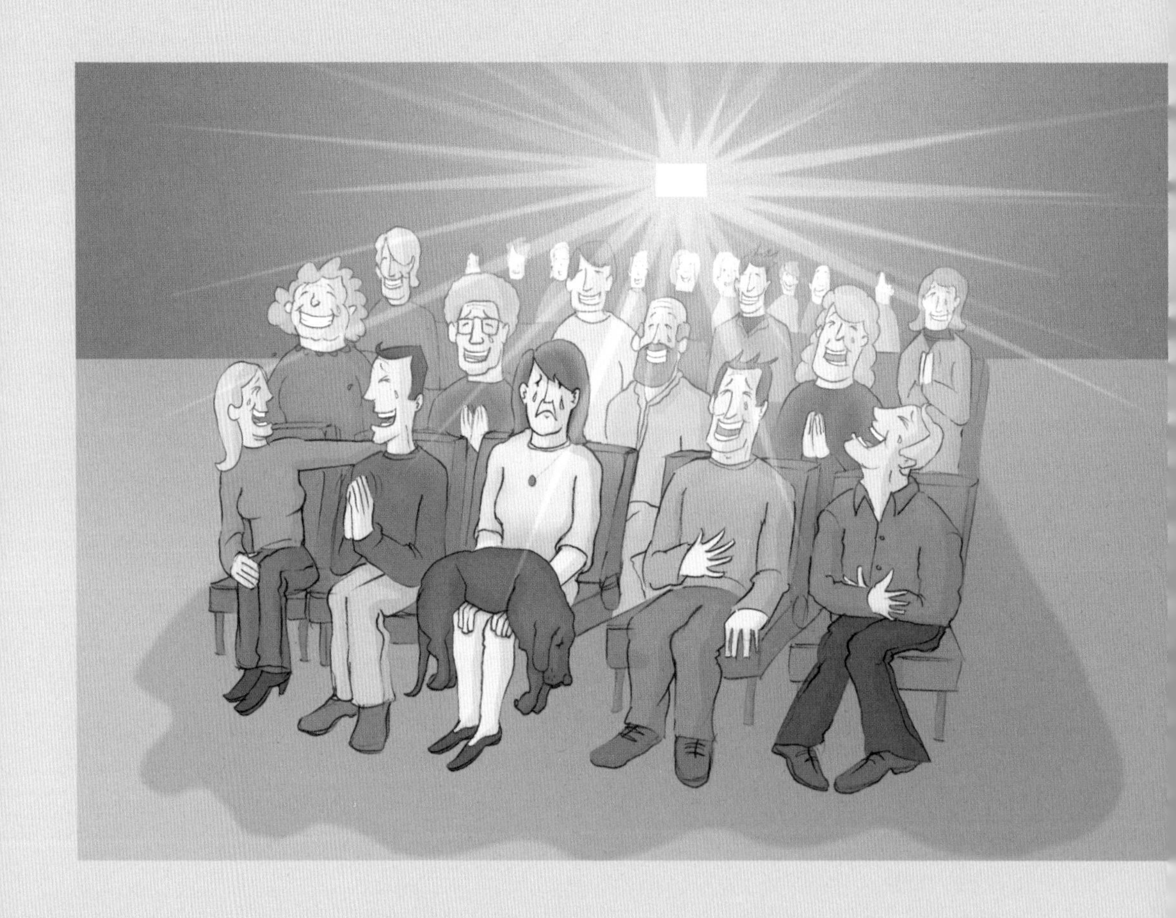

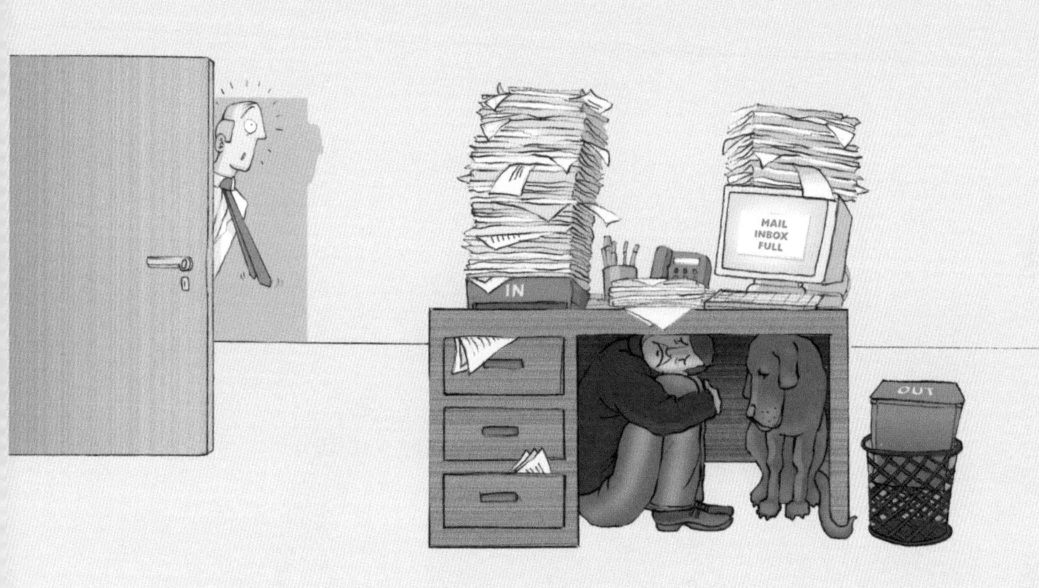

工作中，他们可能会错过最后期限，

为自己糟糕的表现找借口，

又或是因为“其他”疾病而请更多病假。

他们可能会逐渐淡出社交活动
和其他一些常规性的娱乐活动。

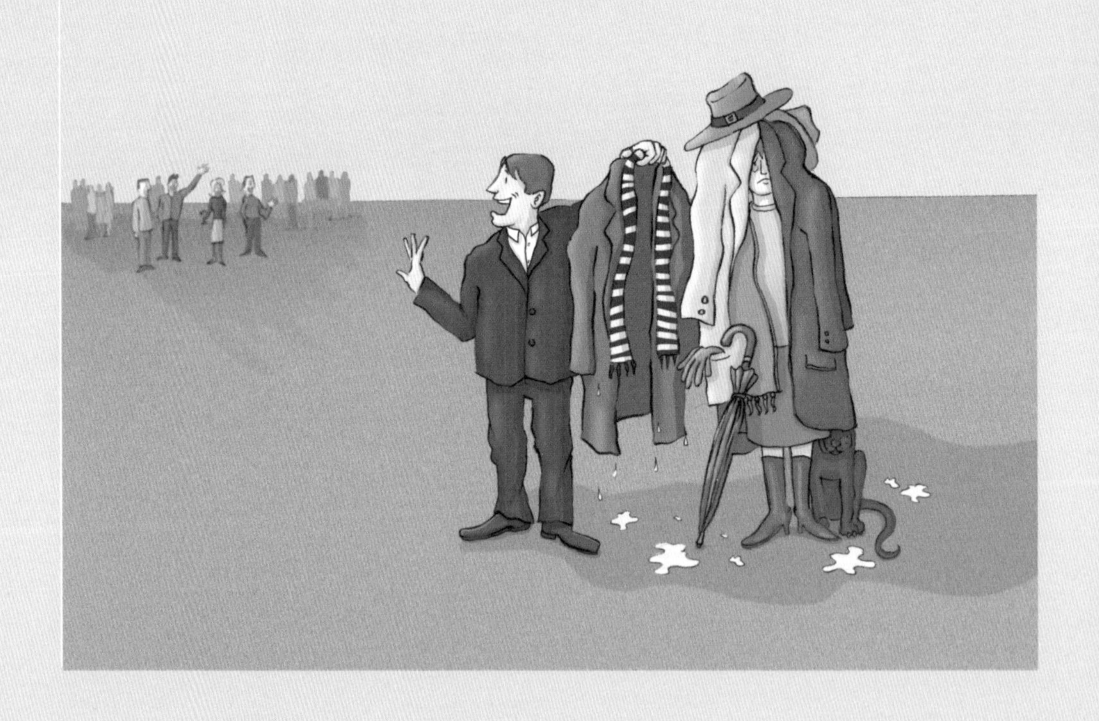

他们可能变得极度敏感，
甚至比往常更爱哭。

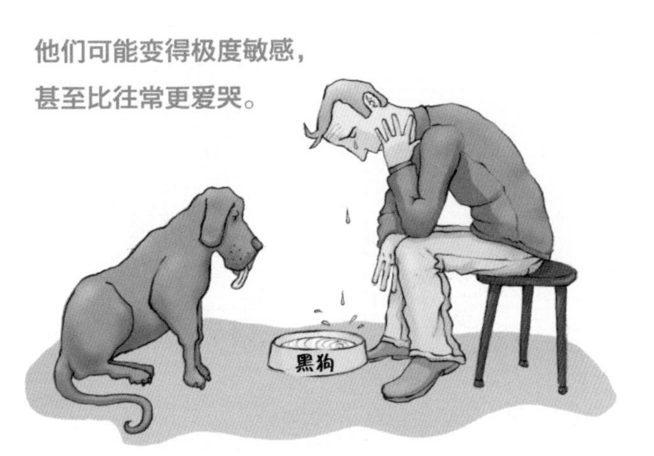

即便已经筋疲力尽，
他们可能也无法真的放松，
哪怕只是安静地坐着。

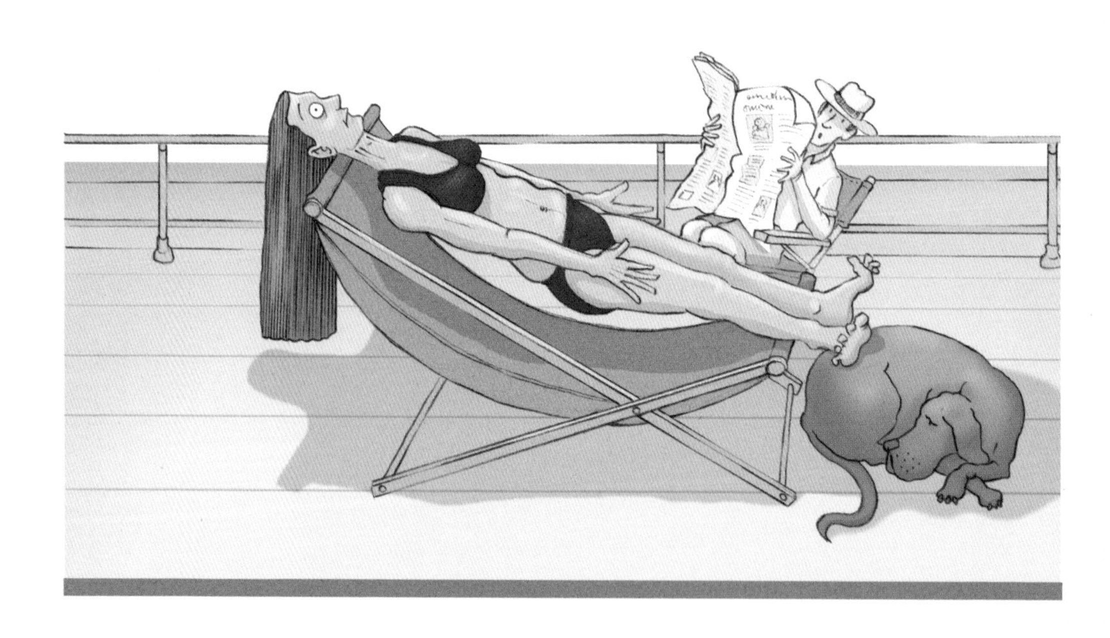

他们把我的名字写错了！
信托*银行
日期：17/08/08
支付 罗伯特·唐纳
共计 壹佰万美元

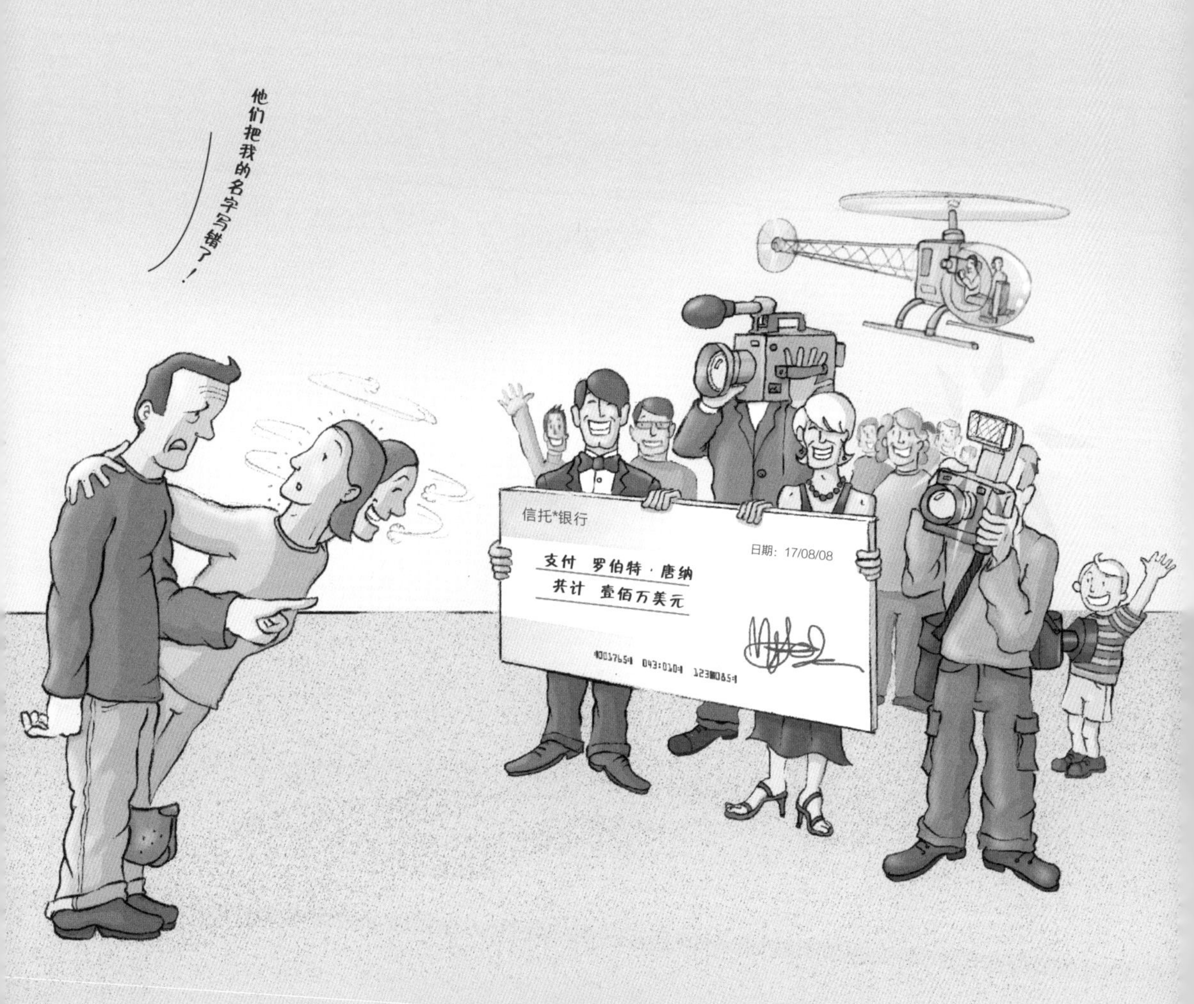

总寻找事物消极面的倾向
可能会变成一种常态。

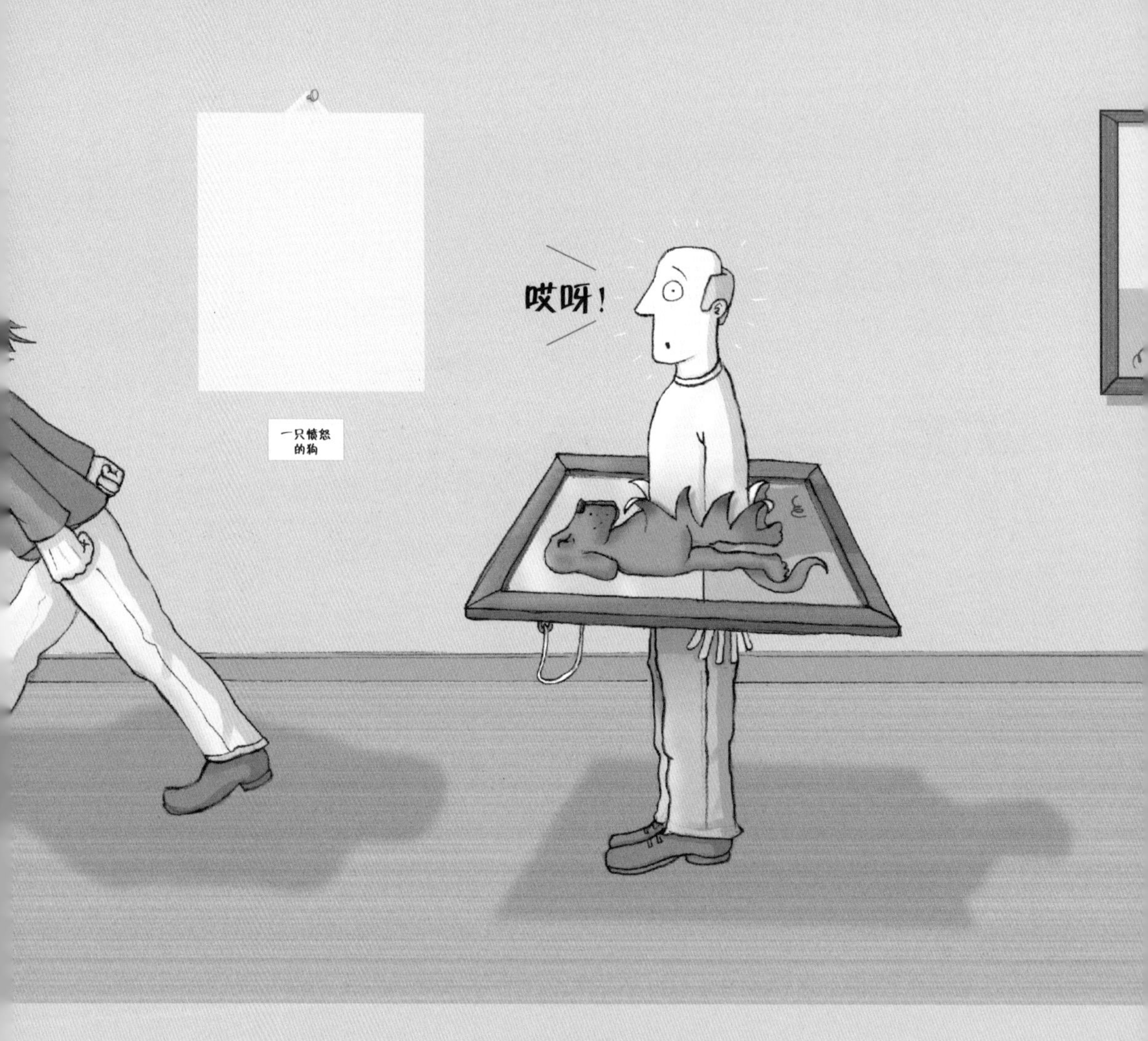

受到一点点刺激就可能勃然大怒。

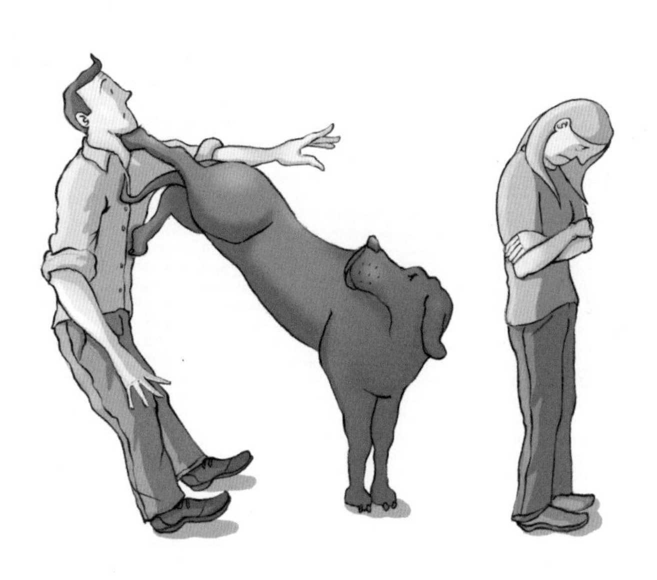

对爱、喜爱和亲密关系的表达可能有失分寸。

他们可能显得疏远又冷淡，并且要求独处。

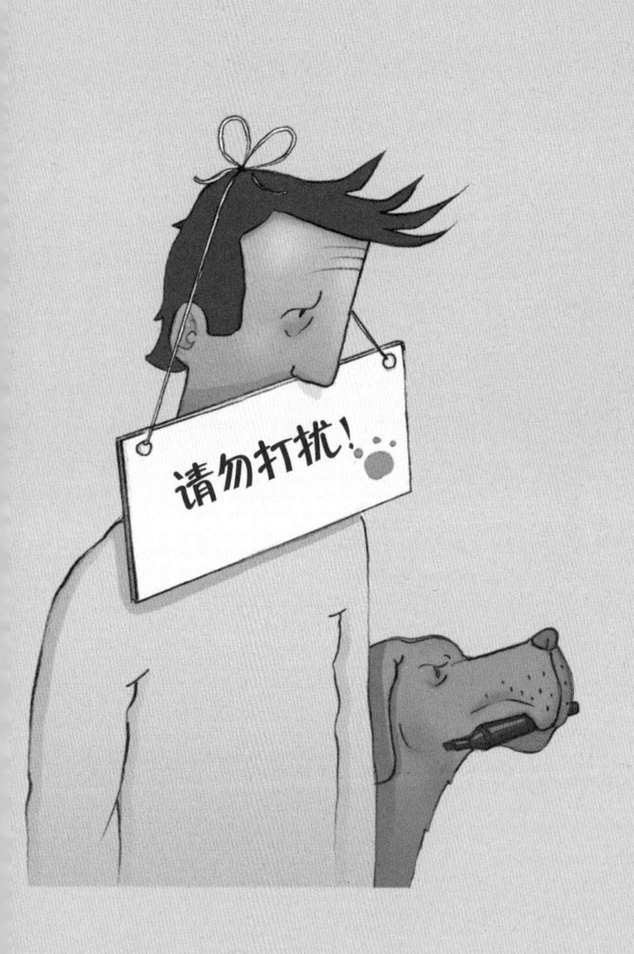

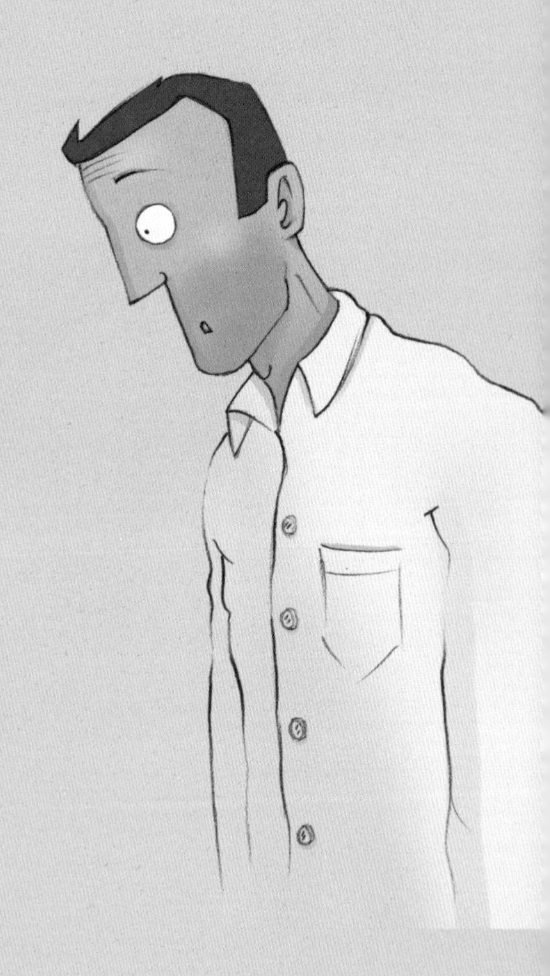

可能还有过度放纵的迹象。

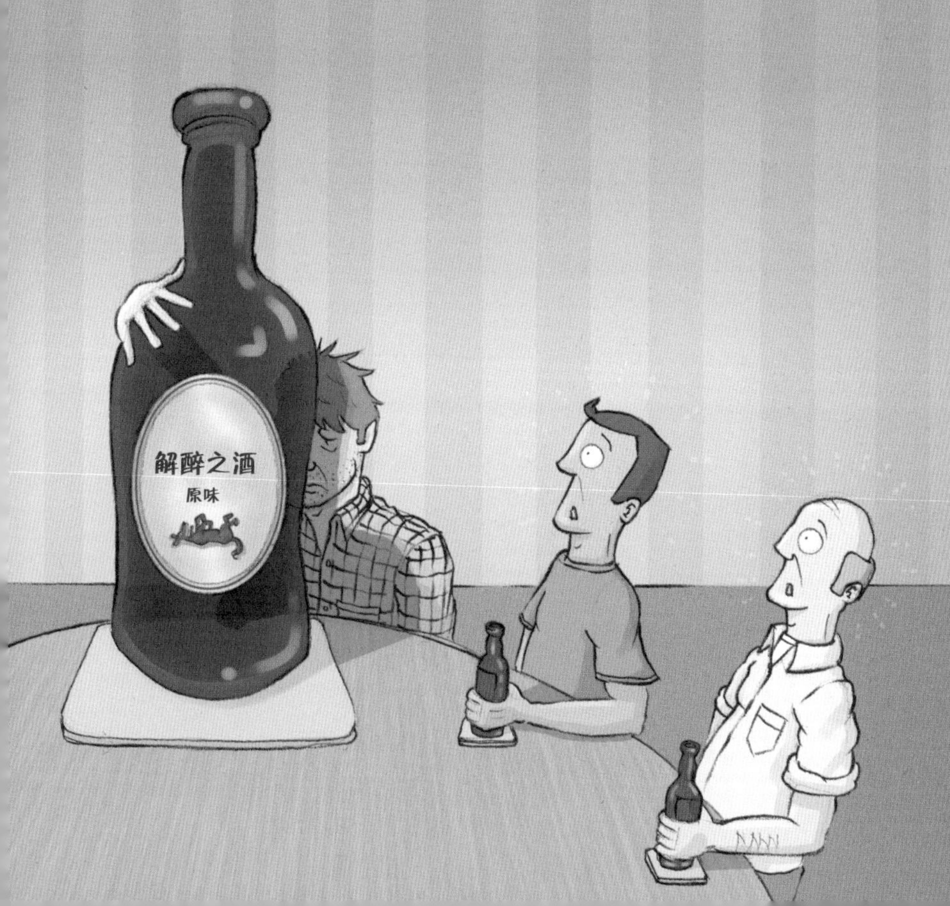

他们可能会把生活中
所有不对劲的事情罗列成
一张没完没了的清单。

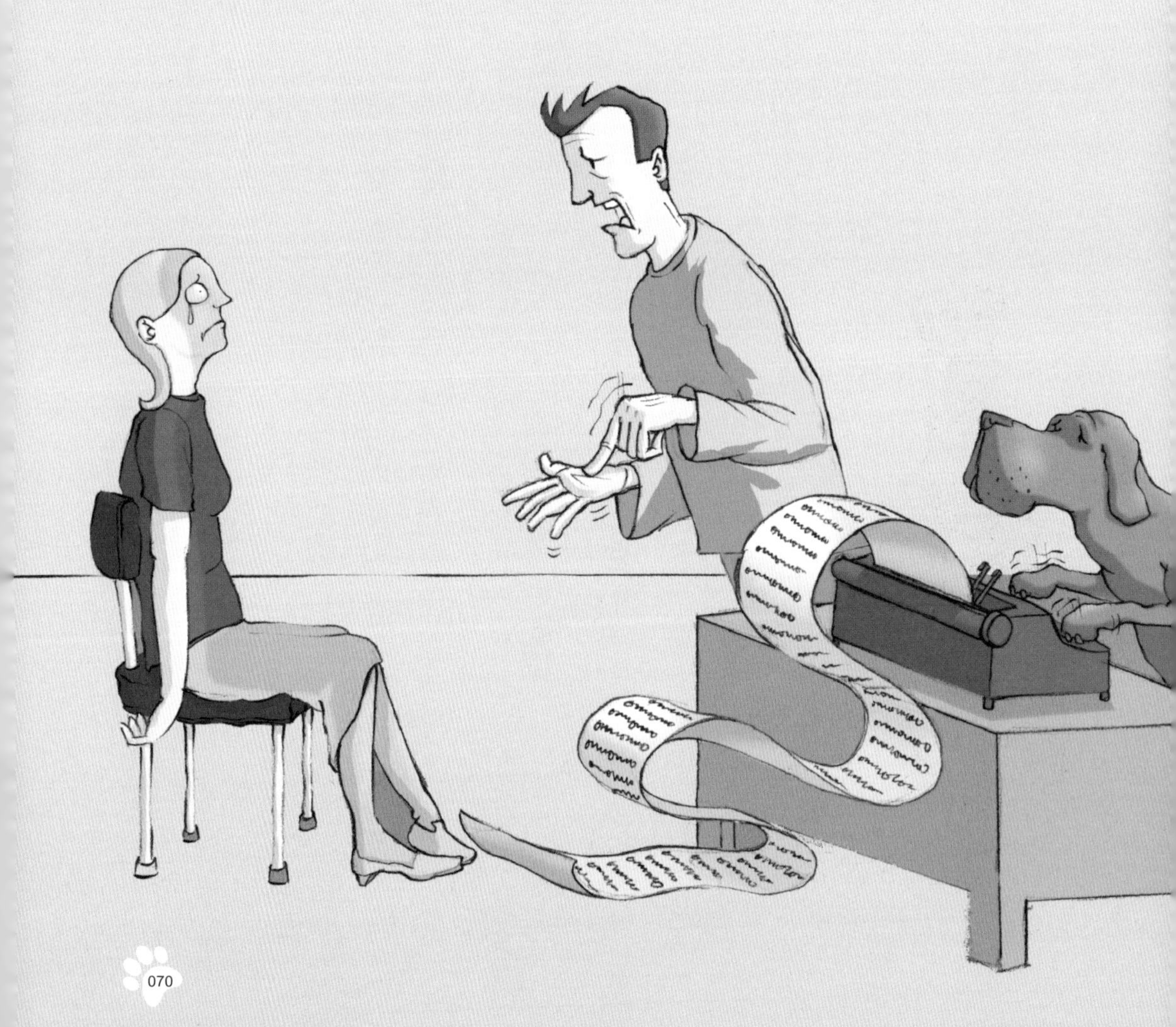

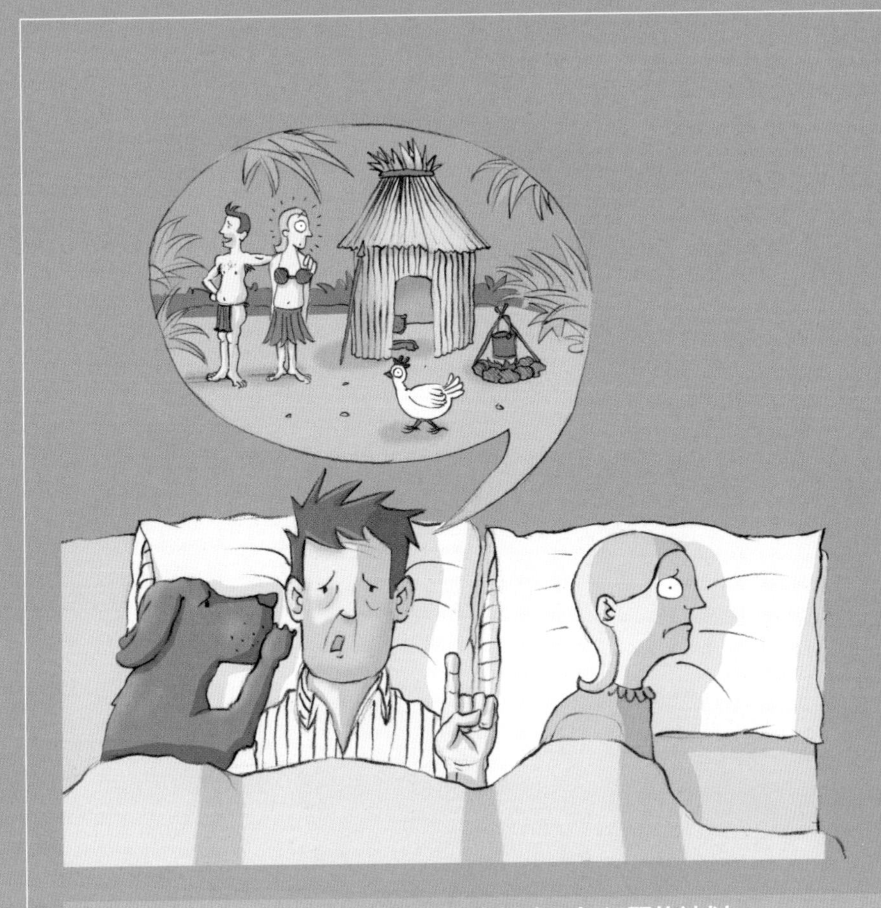

然后，开始秘密筹划他们相信将会解决一切问题的计划。

以上提及的这些情况应该被严肃、冷静地对待。
不要害怕谈及它们。
让他们阐明心中所想，如果需要，
打电话给他们的医生或是紧急求助热线。

可能有迹象表明
想要永远离开这个世界。

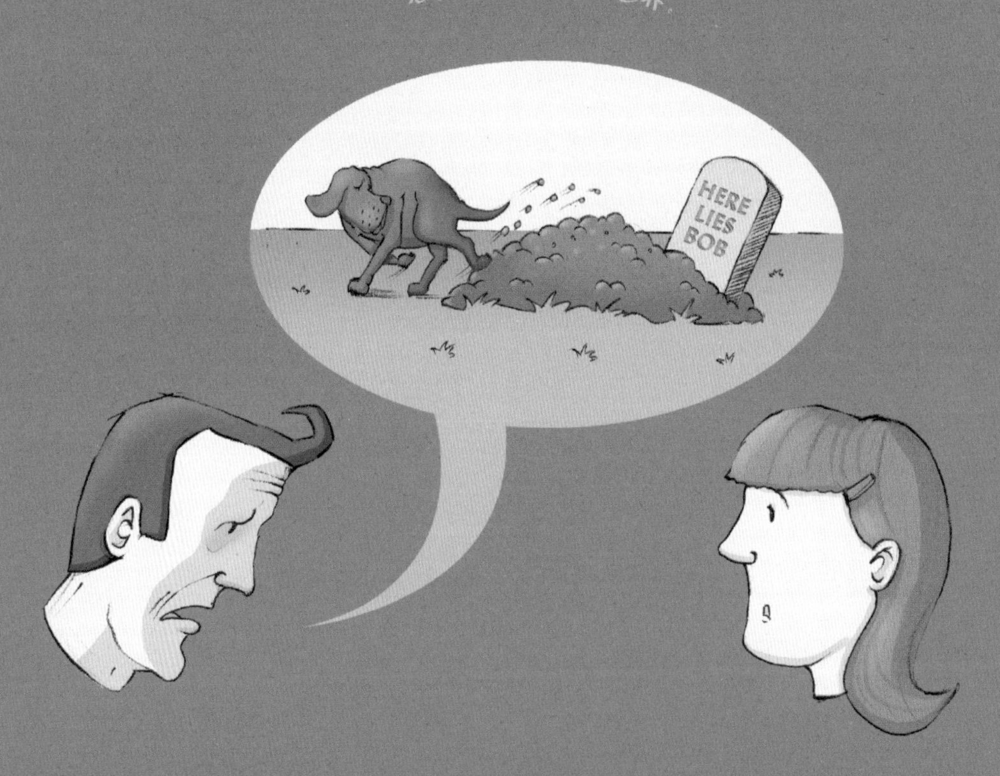

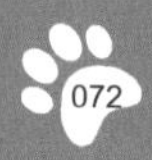

不要
这么说或做

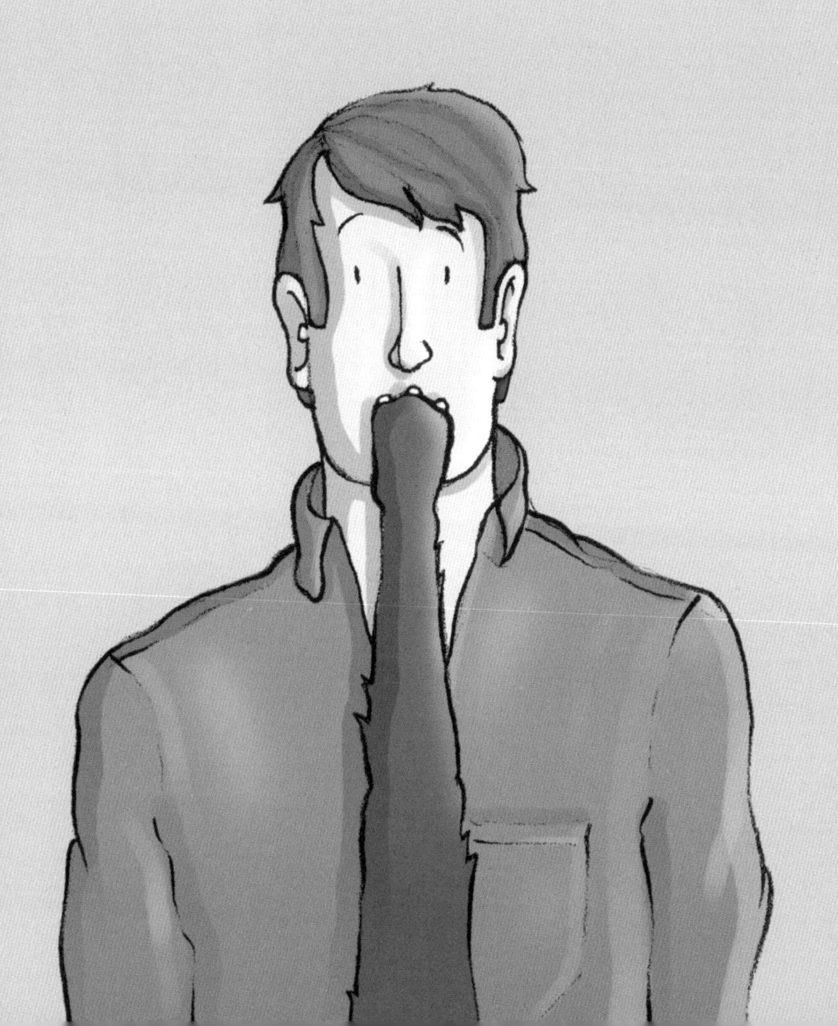

提示天气有多好
其实令人厌烦又毫无意义。

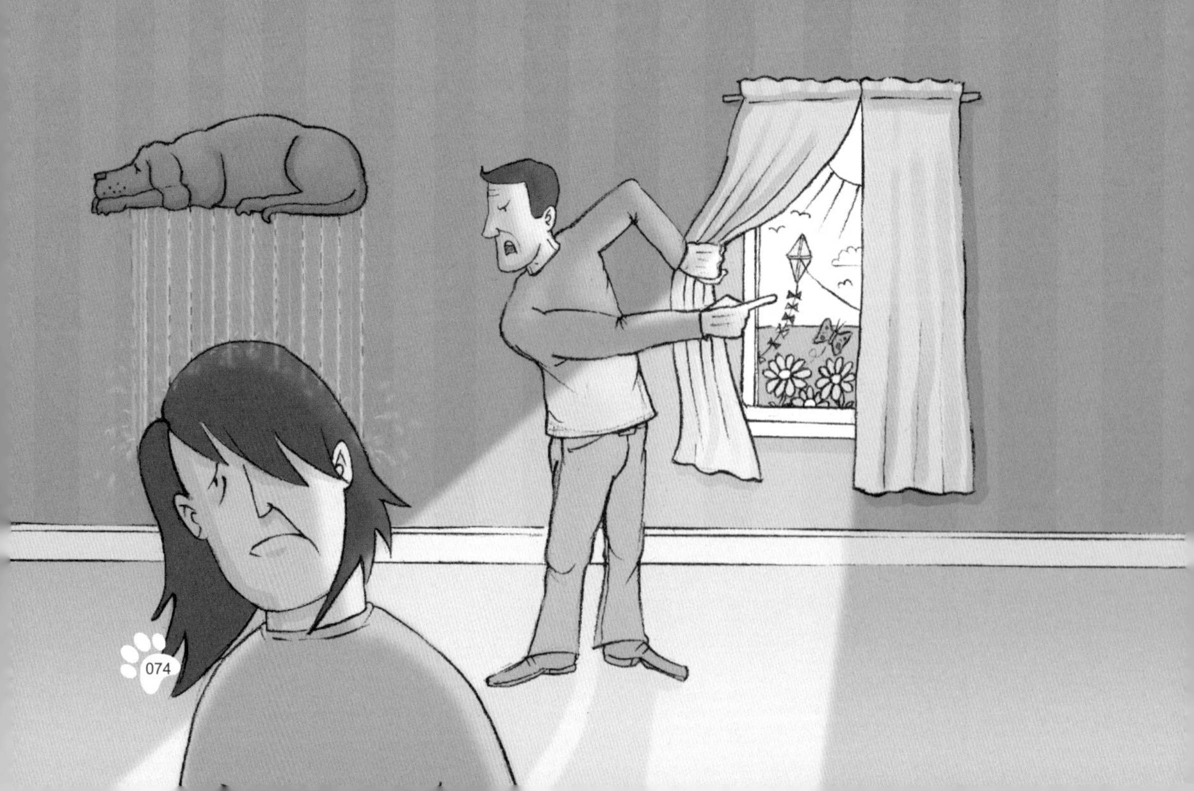

提不提“袜子”*对心理健康都没什么用。

如果人们可以“摆脱抑郁，

迅速振作起来”，他们会的。

没有人是自己想要得抑郁症的。

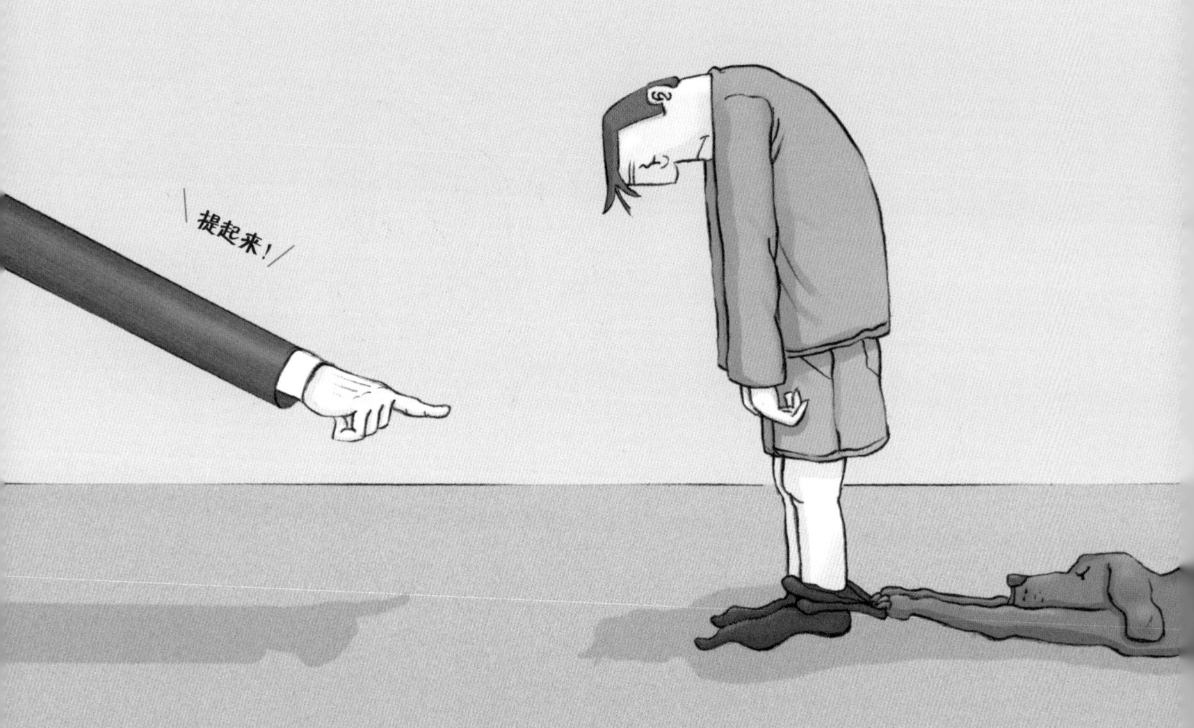

*“提起你的袜子”（pull your socks up）是一句英式俗语，意为试着改善你的表现、工作、行为等。——译者注

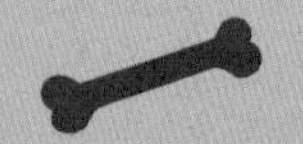

你可能有非常正当的理由对他说：
“是你想太多了！”
但请不要那样说。

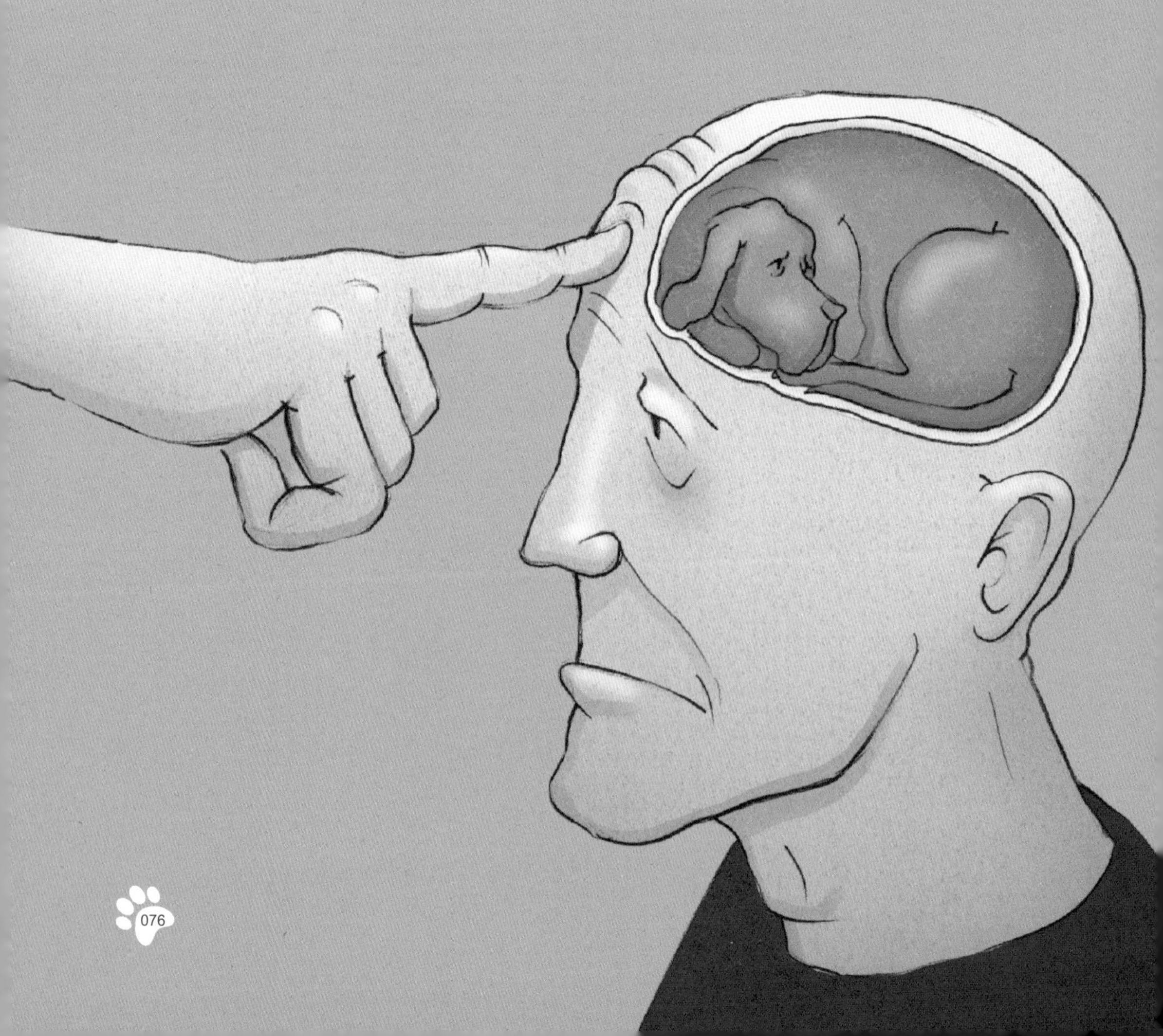

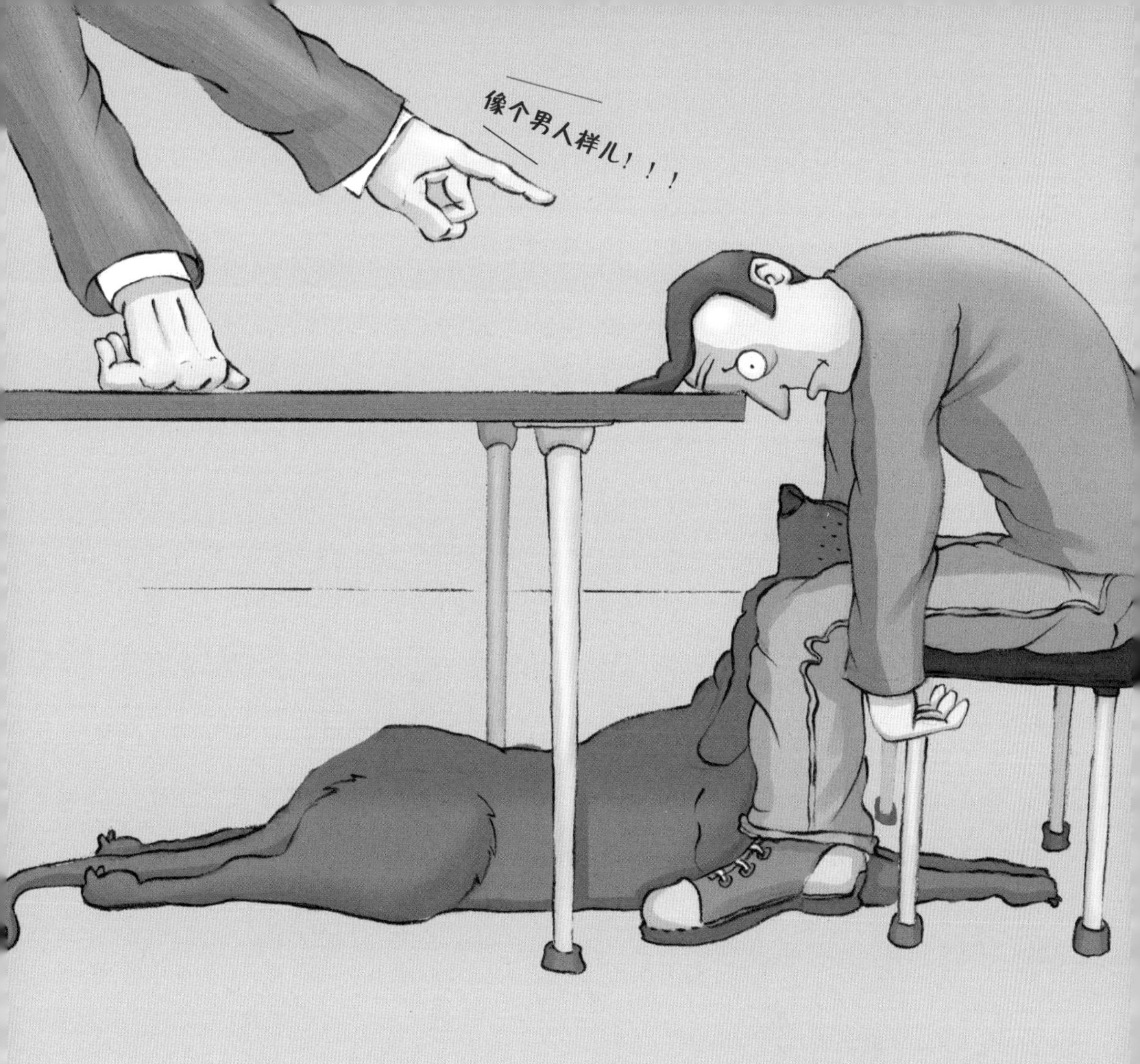

这样说肯定没有帮助，
尤其是当他们已经是个有担当的爷们儿时。
抑郁症是一种病，
而不是懦弱的表现。

别做个纸上谈兵的将军，
净给些毫无根据的
建议与指令。

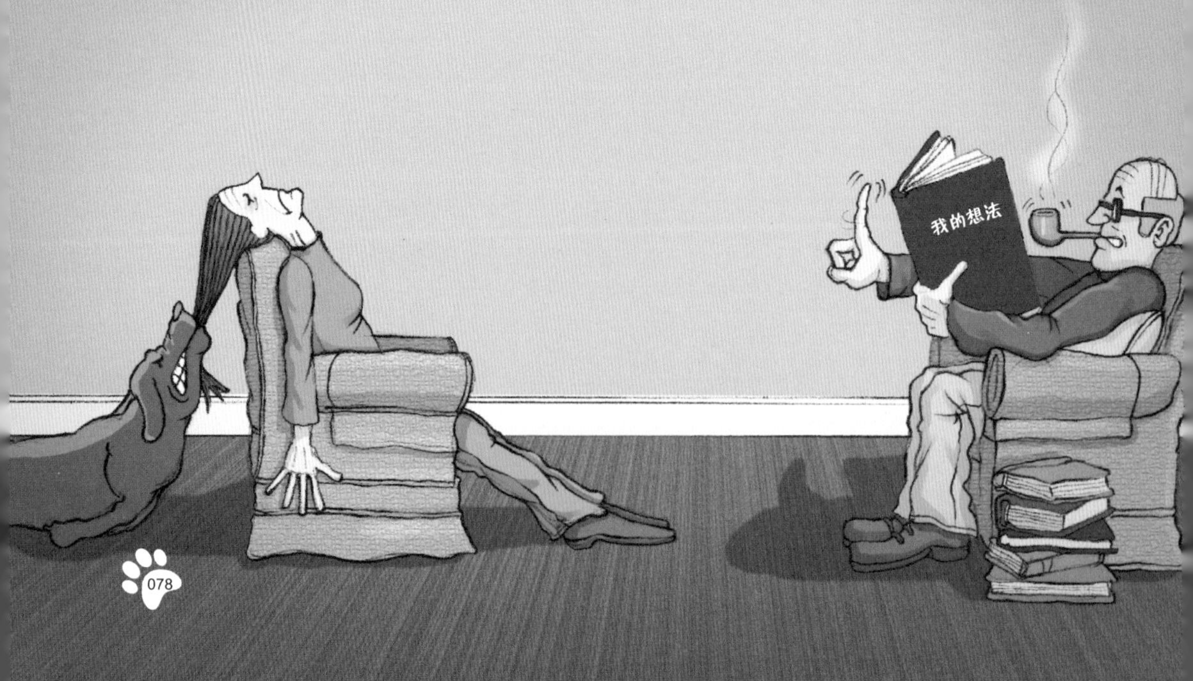

体贴入微与善意好心总是不会错的，
但请不要试图哄他们一起开心，
这很可能让他们感觉更糟。

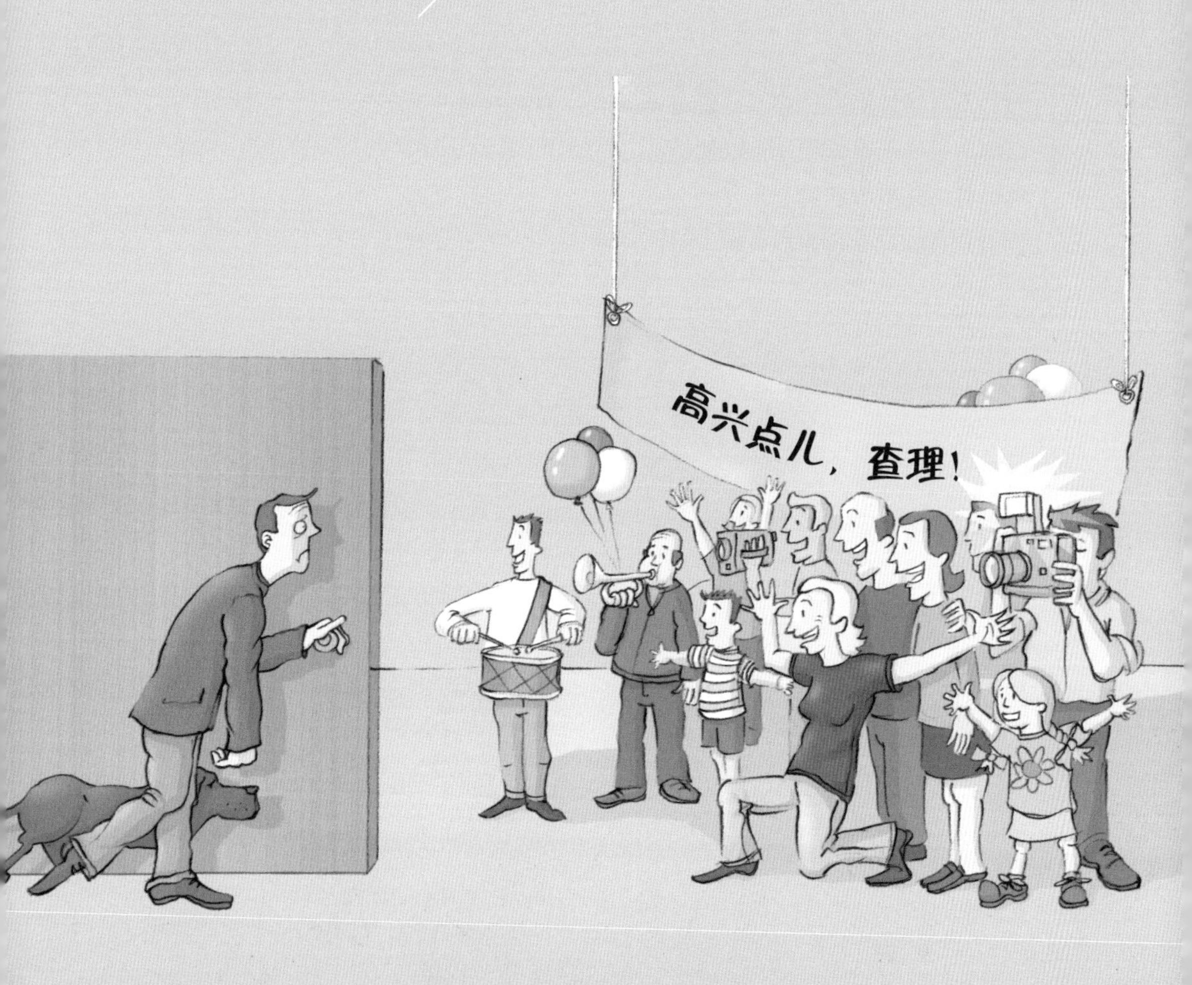

永远不要对他们说“你不过是在博关注，博同情”，
这样的话是在贬低和伤害他们。
他们并不是在博取关心，
他们只是非常需要你的关心。

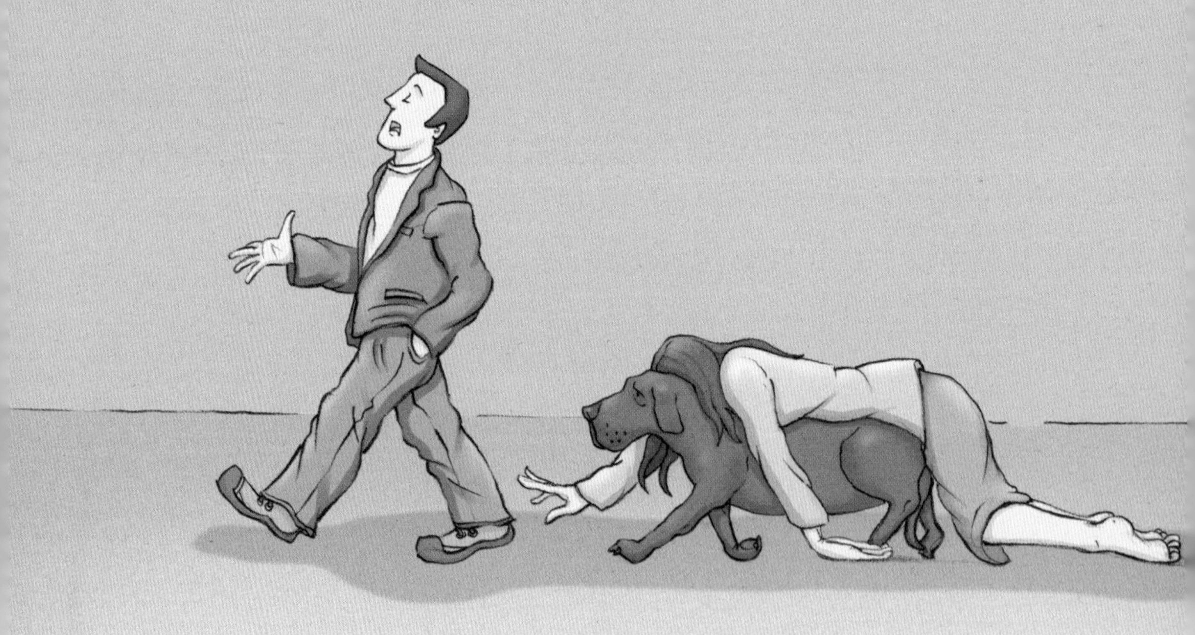

不要跟他们强调这个世界上还有很多人比他们的境遇差多了。

这只会增加他们的内疚和无望。

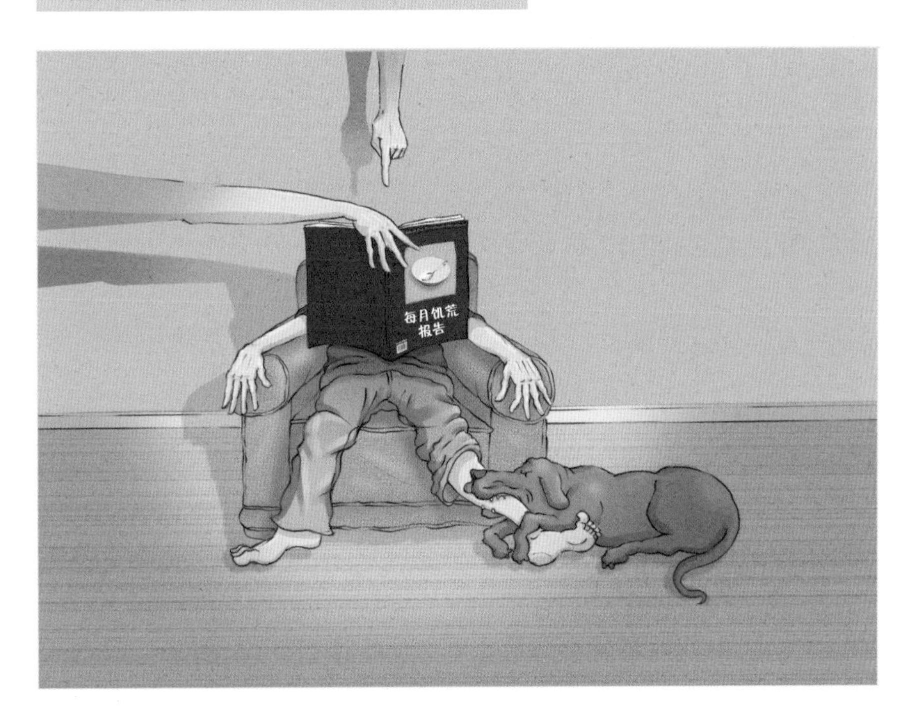

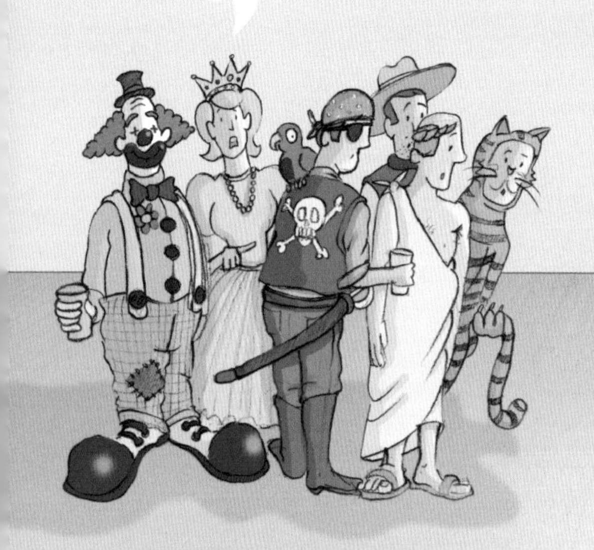

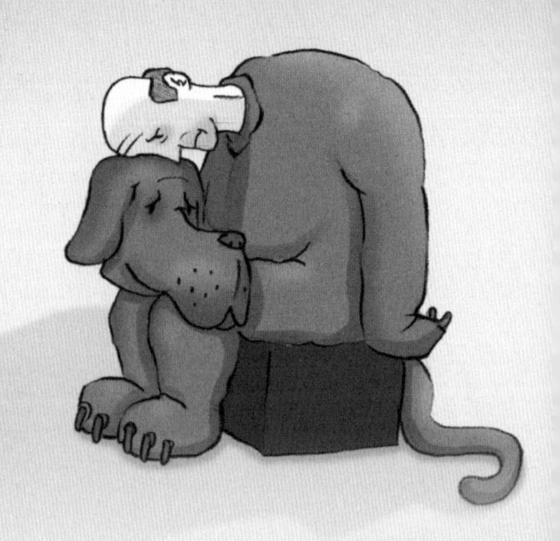

不要强迫他们去做他们不想做的事情，

事后又为他们不如你所愿的行为找借口。

这样只会助长他们的绝望以及消极否定的心态。

那些有益的话
和该做的事

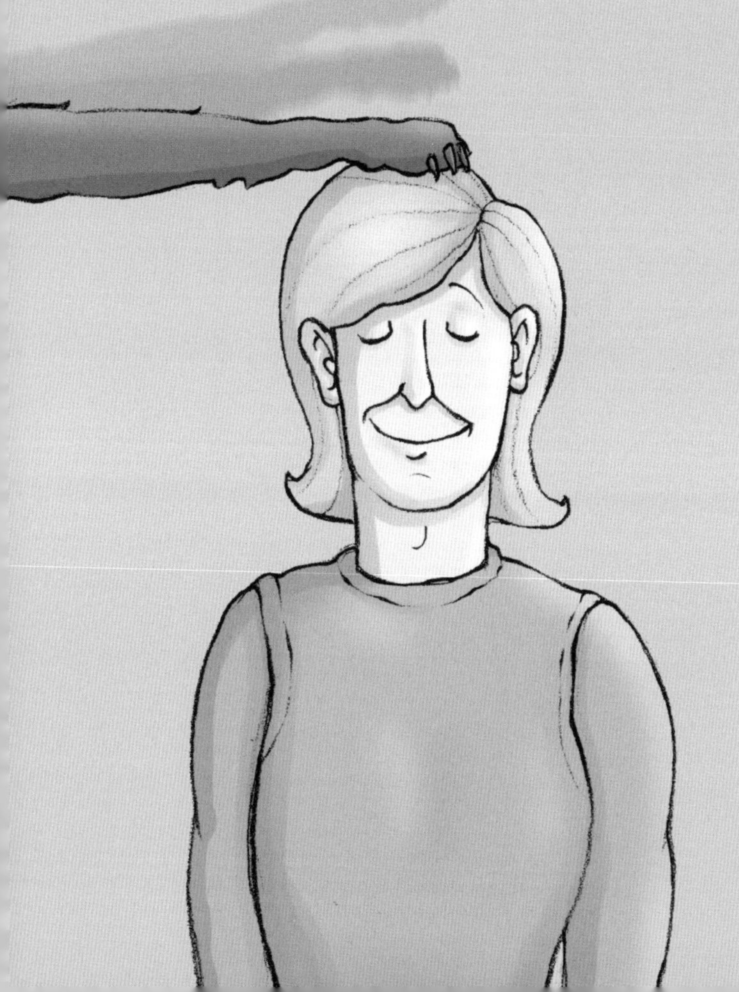

对如何去触碰这个话题要体察入微，敏感谨慎；
毕竟许多人都不习惯谈及他们的心理健康或是从不谈起。
跨过那条界限，只是意味着你真的关心。

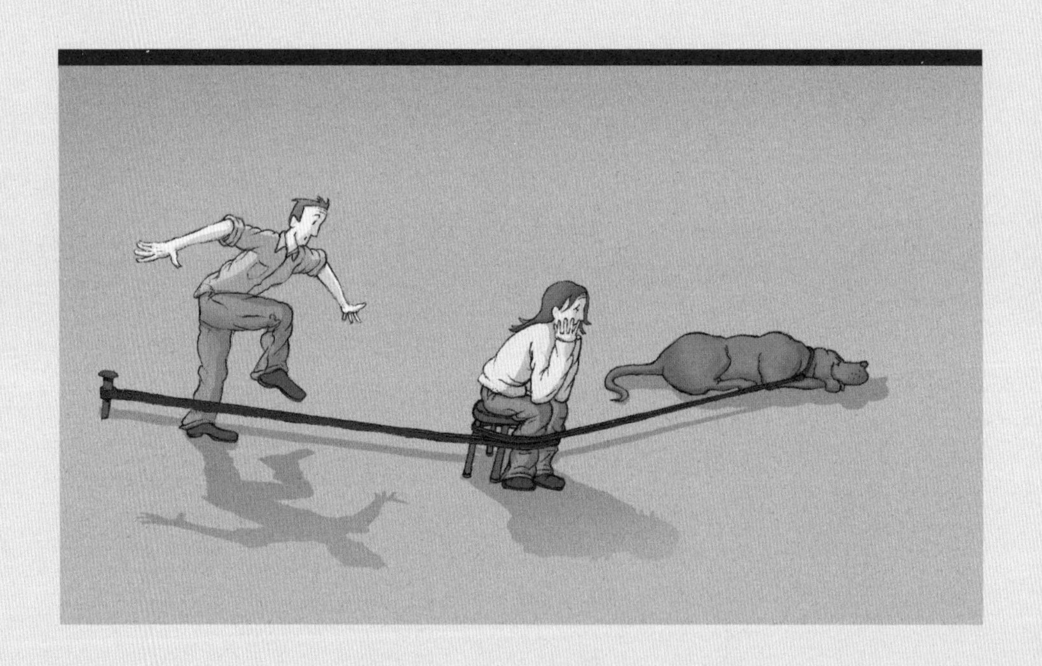

如果你想分享（与抑郁症）相关的信息，
要从微妙之处着手。

错误

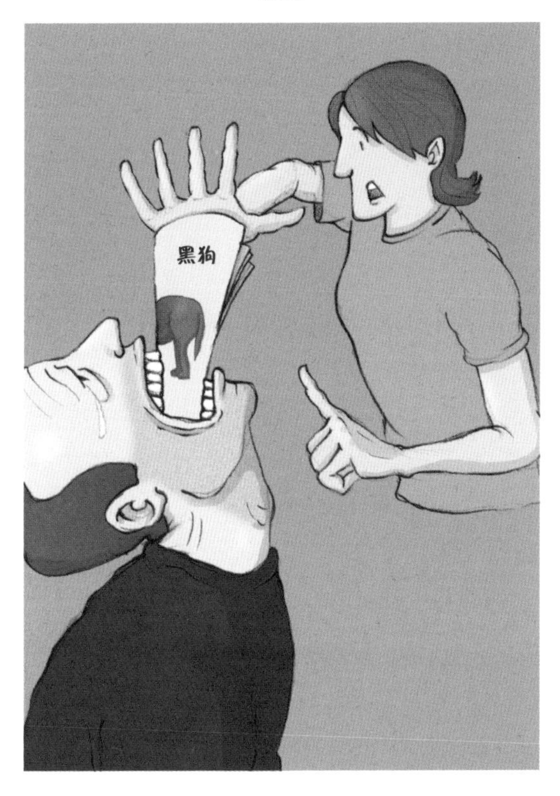

正确

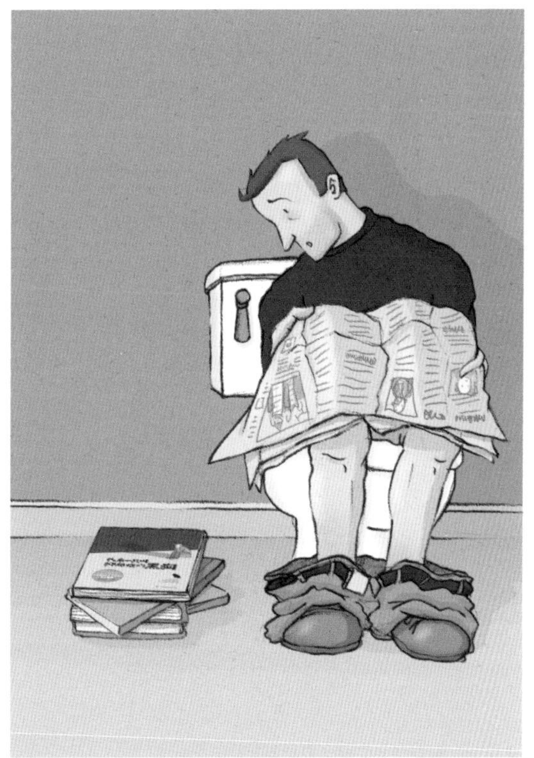

试着不要说话，只是倾听。

真心陪在他们身边，不要表态或判断，

是你能给予他们的最好的礼物之一。

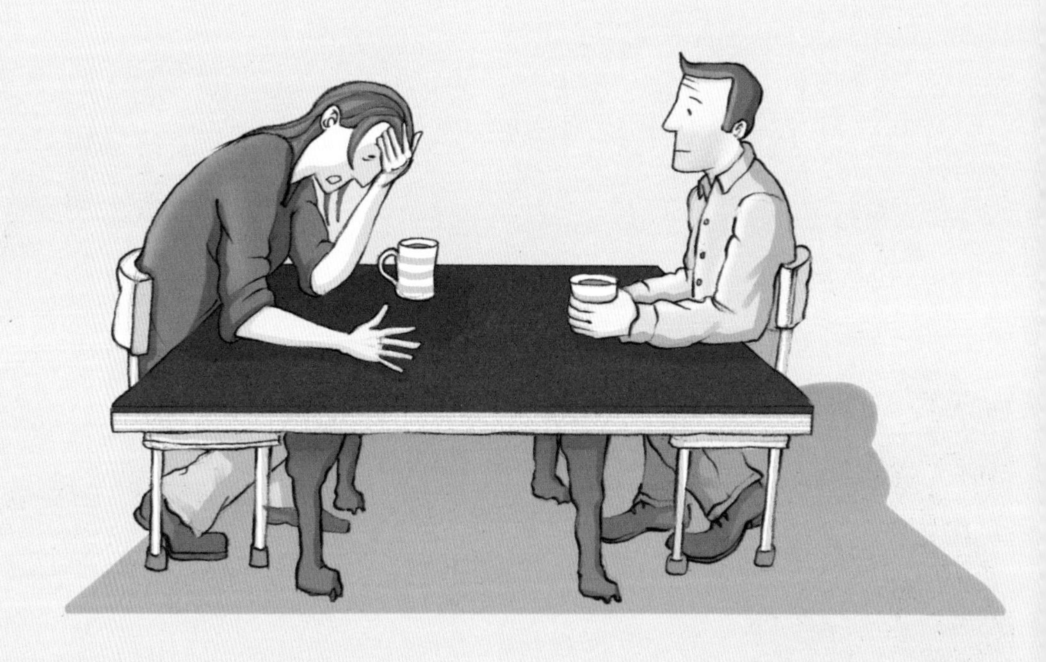

如果对方能够接受，

最好鼓励他们去寻求专业的建议。

提议帮着找一个好医生，

预约一次诊疗，甚至陪他们一起去，

都会是非常有益的。

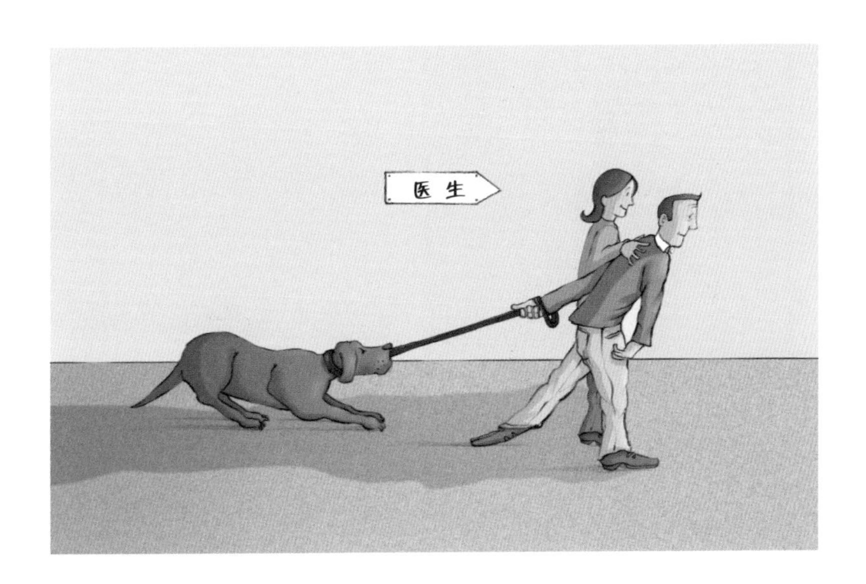

如果可能，试着让他们偷点小懒，得以放松。
这很重要，但是，切记不要替他们做好一切。
保持一定程度的常规生活对于他们的自尊自信与自我评价至关重要。

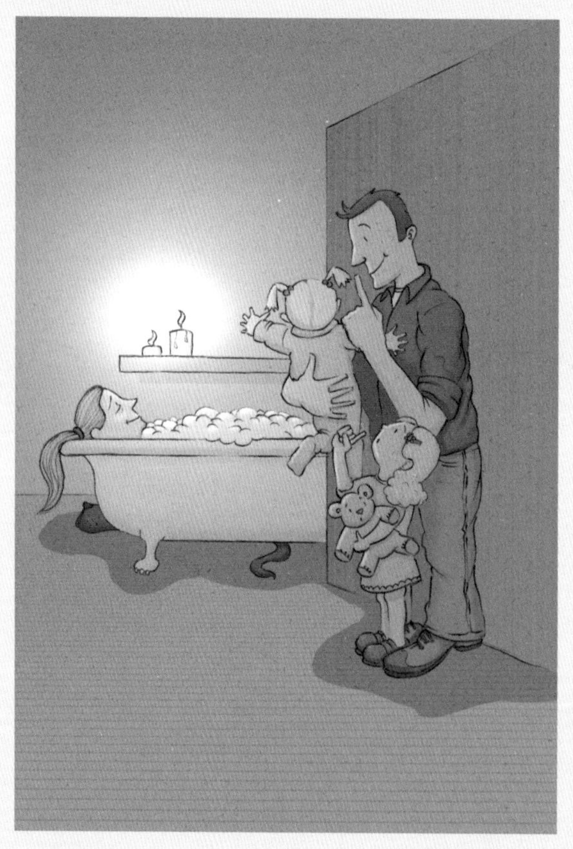

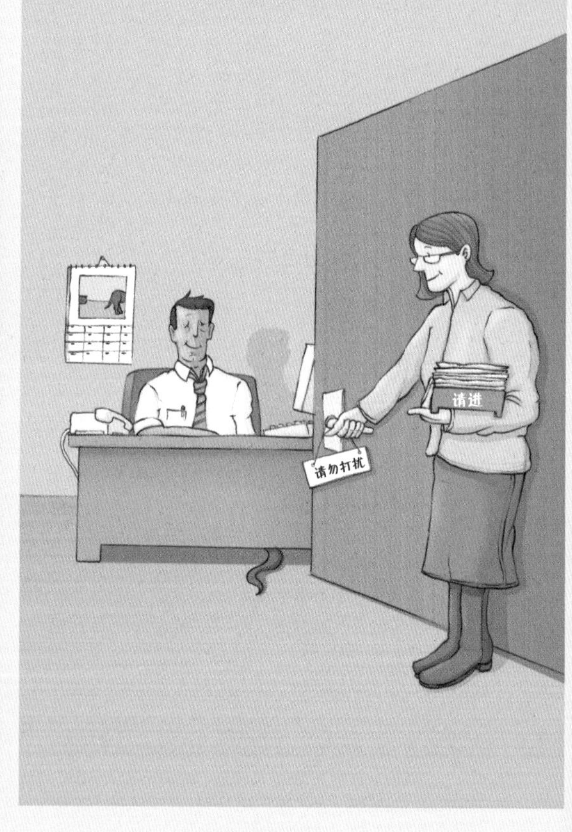

鼓励他们参与任何形式的常规运动。

身体健康会削弱黑狗的力量。

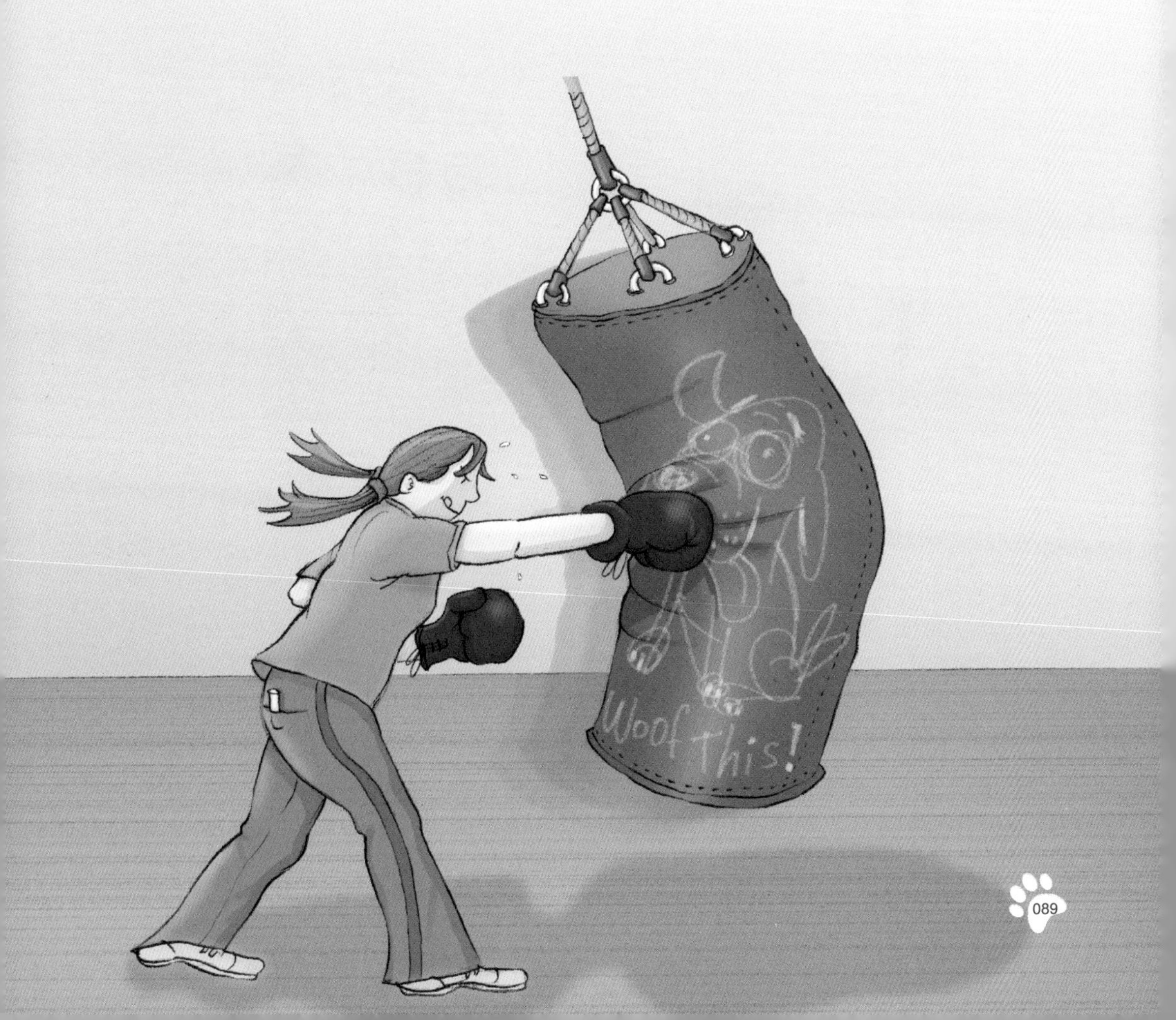

如果你真的担心某人，

可以组织他的密友与家人和他每天保持联系。

这会对他有帮助，即便只是一起喝杯咖啡或简单打个招呼。

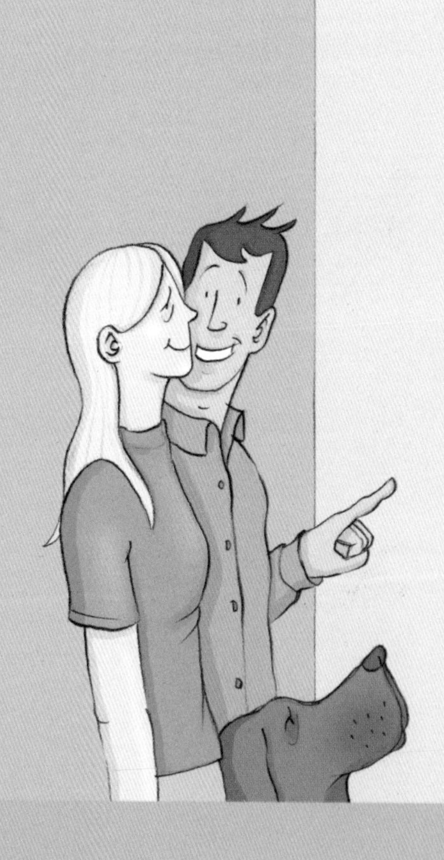

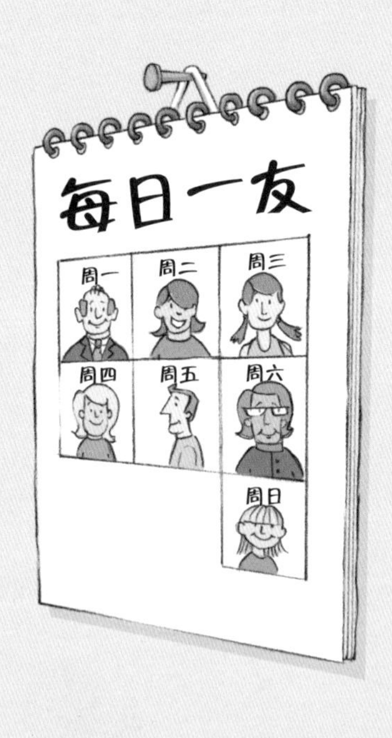

帮助他们制定一个简化生活的策略，
无论是在家还是在外。
压力是抑郁症的最大动因之一。
所以，少些压力，少些黑狗。

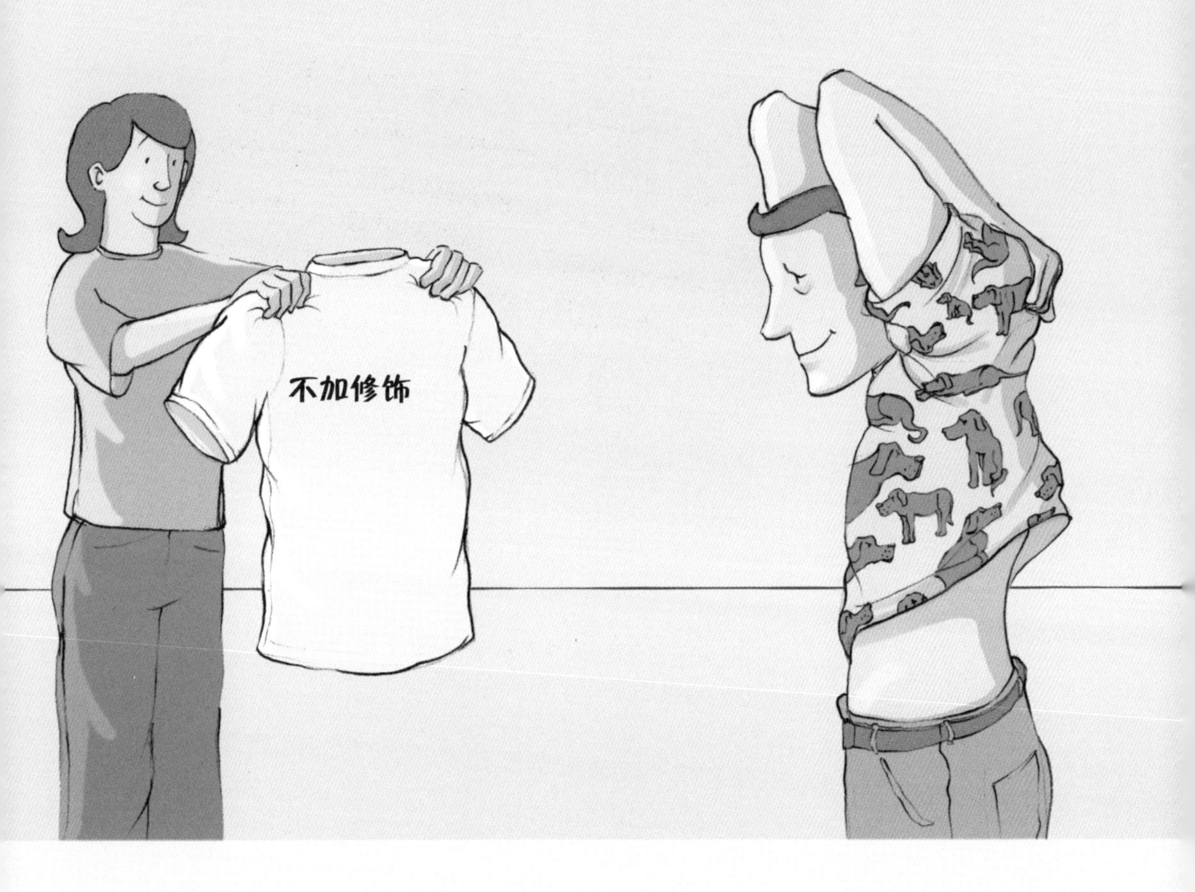

给他们做一个有“摆脱黑狗”字样的盒子，
鼓励他们用最喜欢的照片、书信，或任何能
让他们想起生活中的美好存在的东西，放满这个盒子。
包括一本“白狗日志”，他们能够以此确认状态进展，
记录令他们开心的事情并制定要完成的目标。

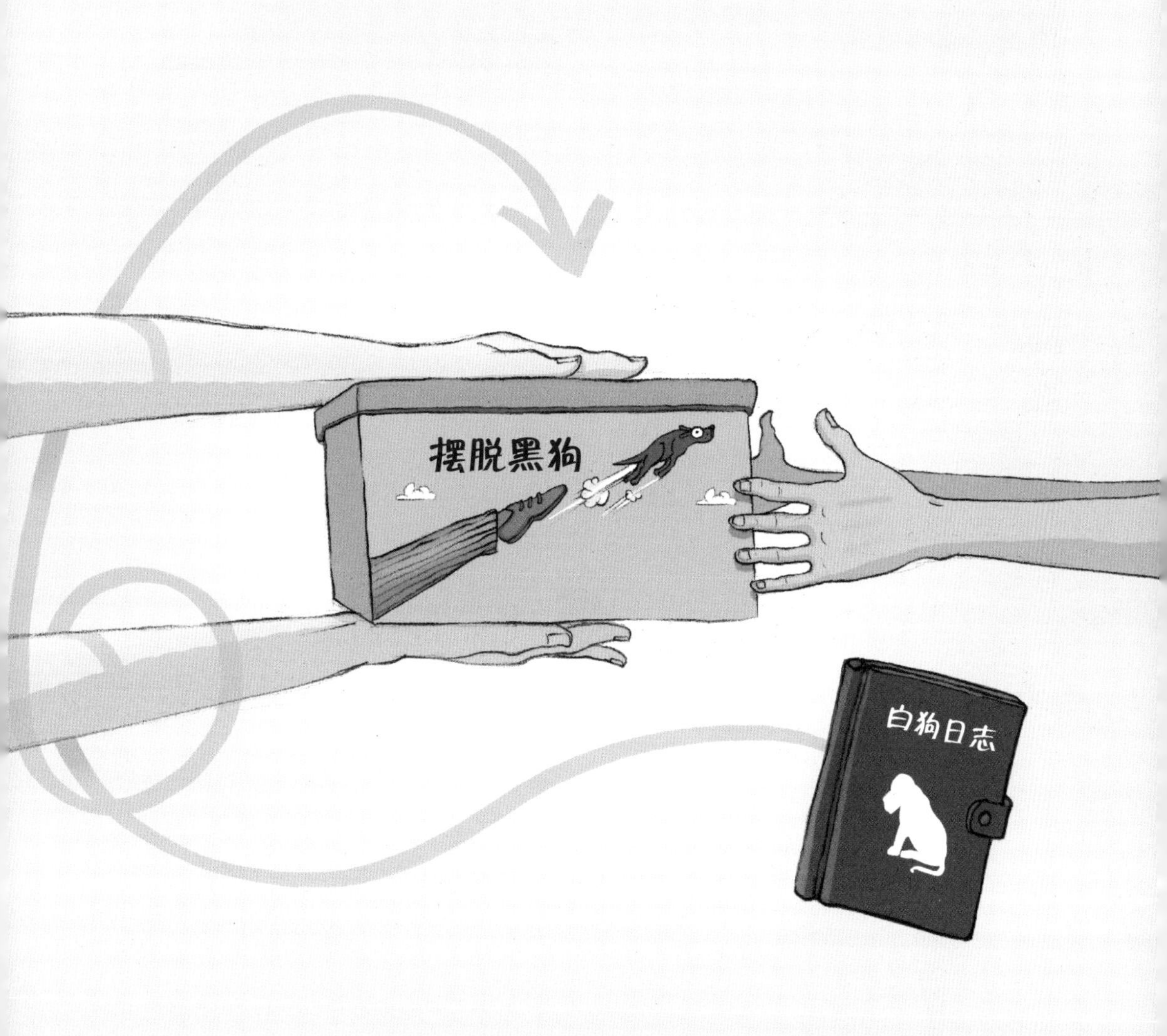
摆脱黑狗
白狗日志

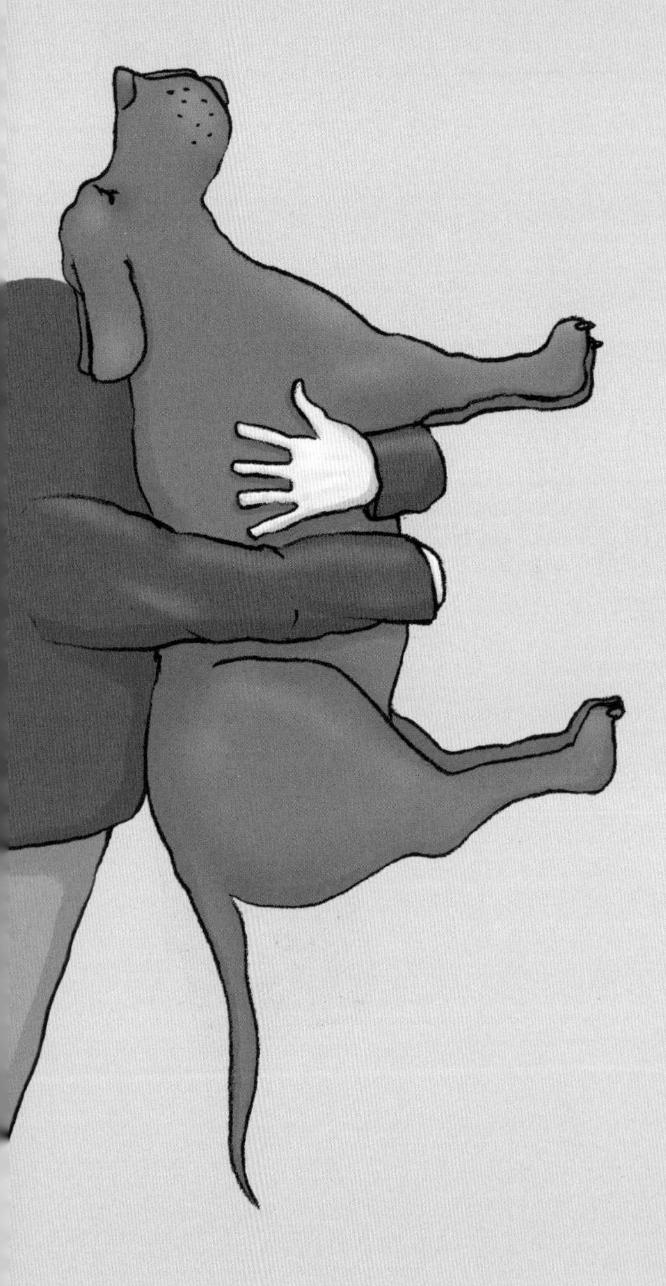

接受
这只黑狗

同他们一起了解病情；
知识就是力量，
而数据校验也是一味良药。

DEPRESSION WILL AFFECT ONE IN FIVE PEOPLE IN THEIR
LIFE TIME. IT'S TWICE AS LIKELY TO AFFECT WOMEN
THAN MEN BUT MEN ARE TWICE AS MORE LIKELY TO
关于黑狗的事实

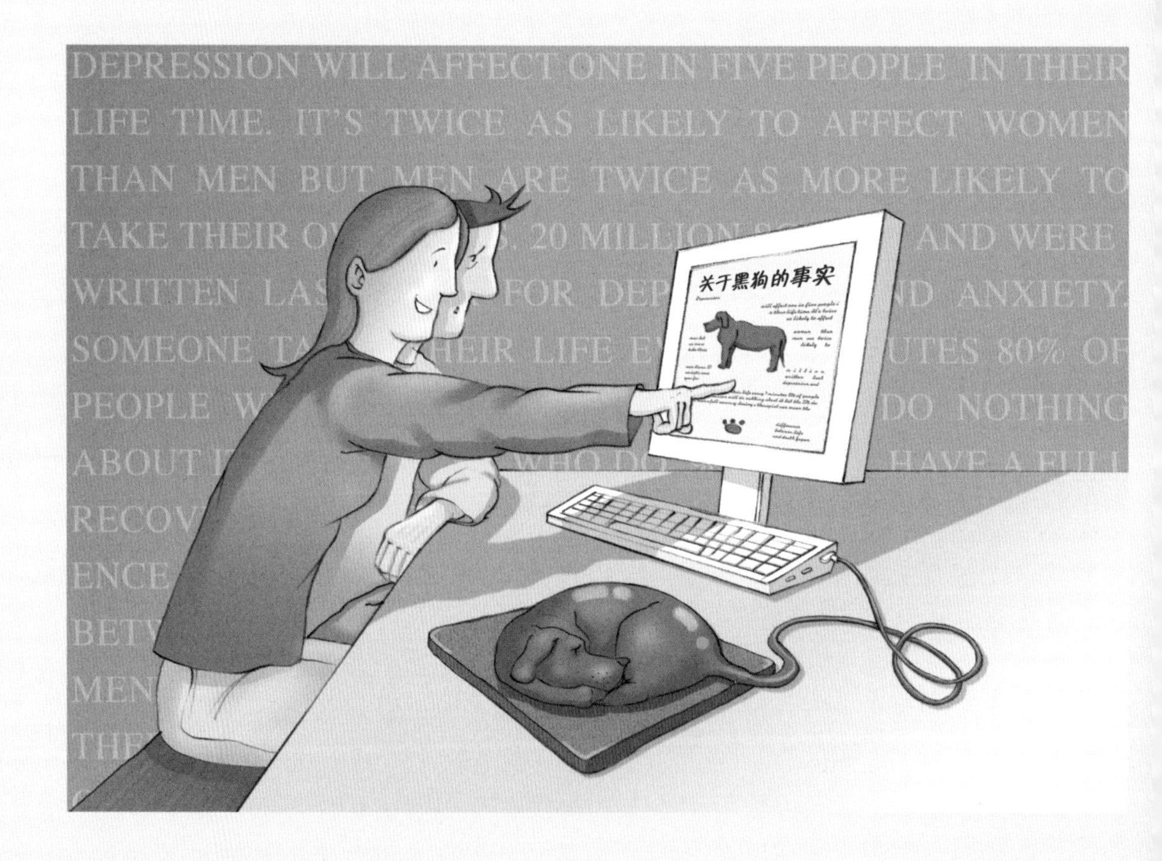

建立统一战线，
对黑狗实施M. A. D.策略。

M 代表管理。通过对所选生活方式和自我压力程度负责来管理病情。你若能妥善管理这些，就更能驾驭黑狗。

A 代表接受。接受抑郁症是一种病，且如大多数疾病一样可以治愈。无论何时何地，接受他人提供的帮助。

D 代表自律。定期看医生，按要求服药，清晰地沟通，规律运动，吃好睡好。把训练黑狗作为每天自律生活的基础。

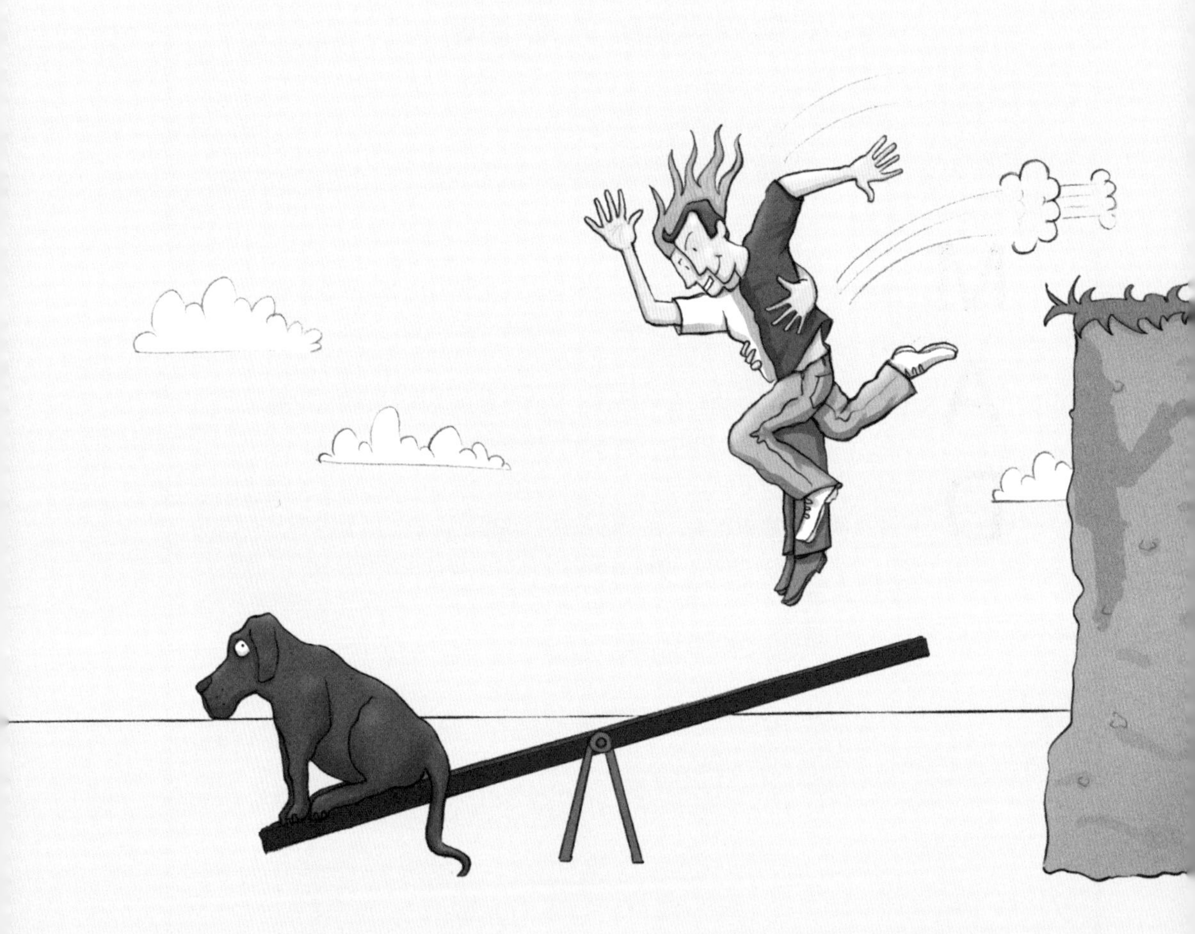

一起尝试并学习识别
可能的诱因和早期预警迹象。
此外，也要知道何时给彼此
一点独立空间。

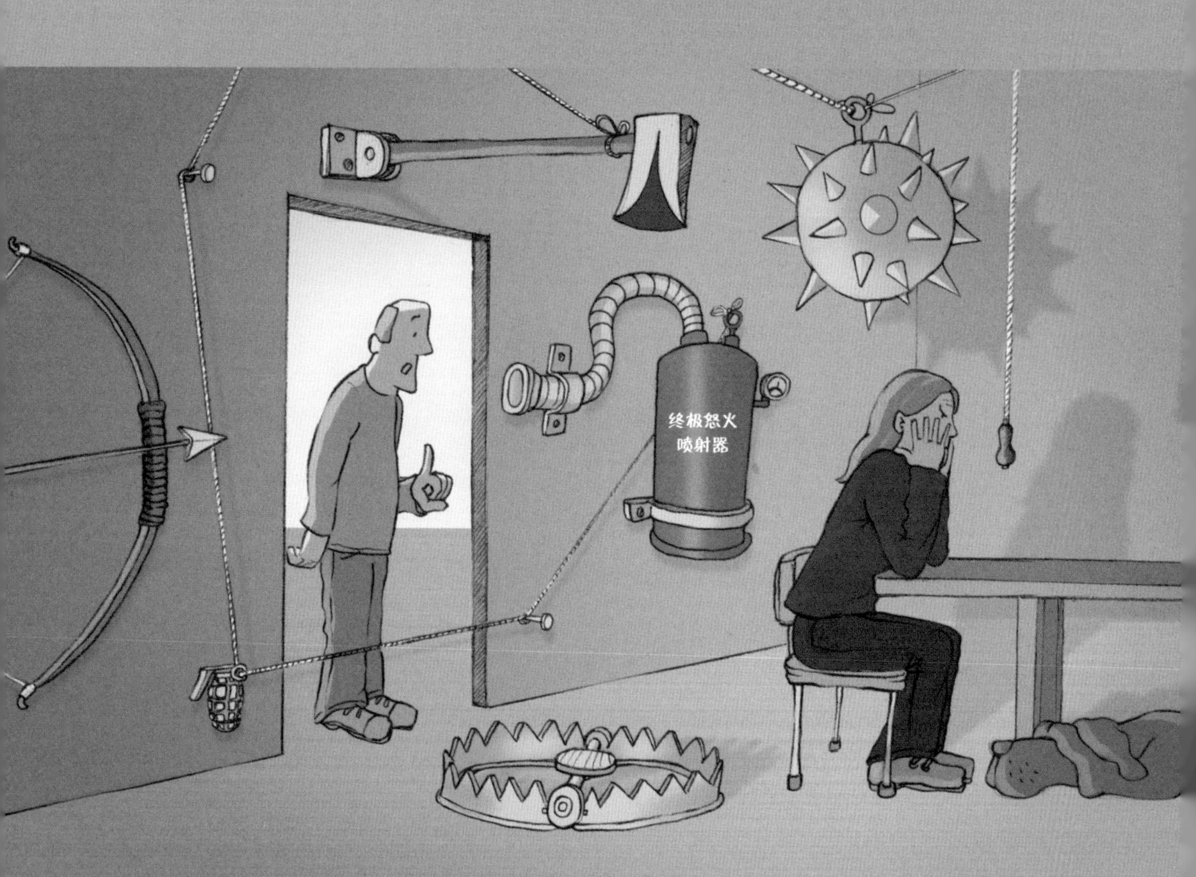

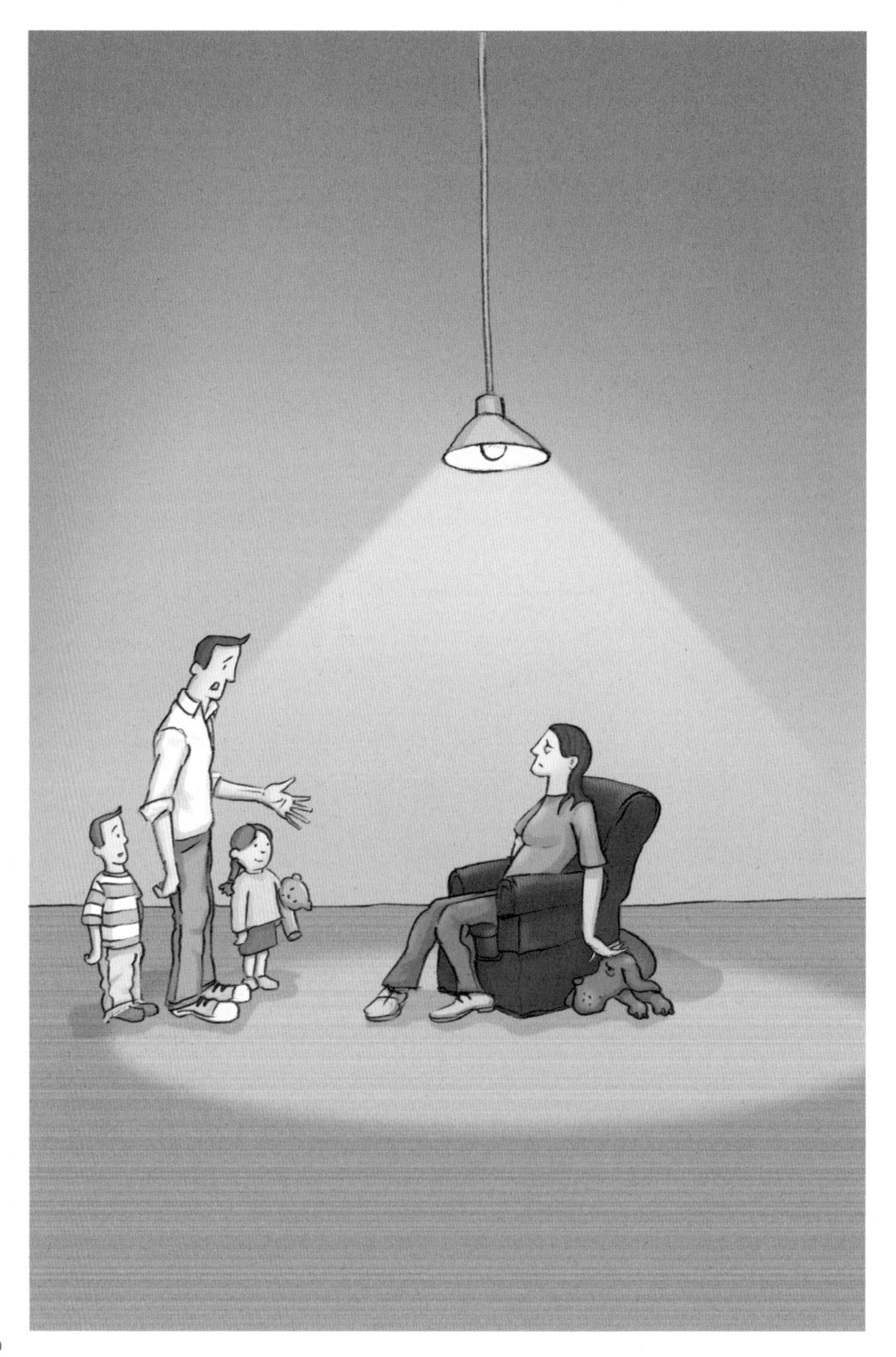

认同摆脱黑狗所需要的一系列行动。

一只被忽视的黑狗会是个大问题。

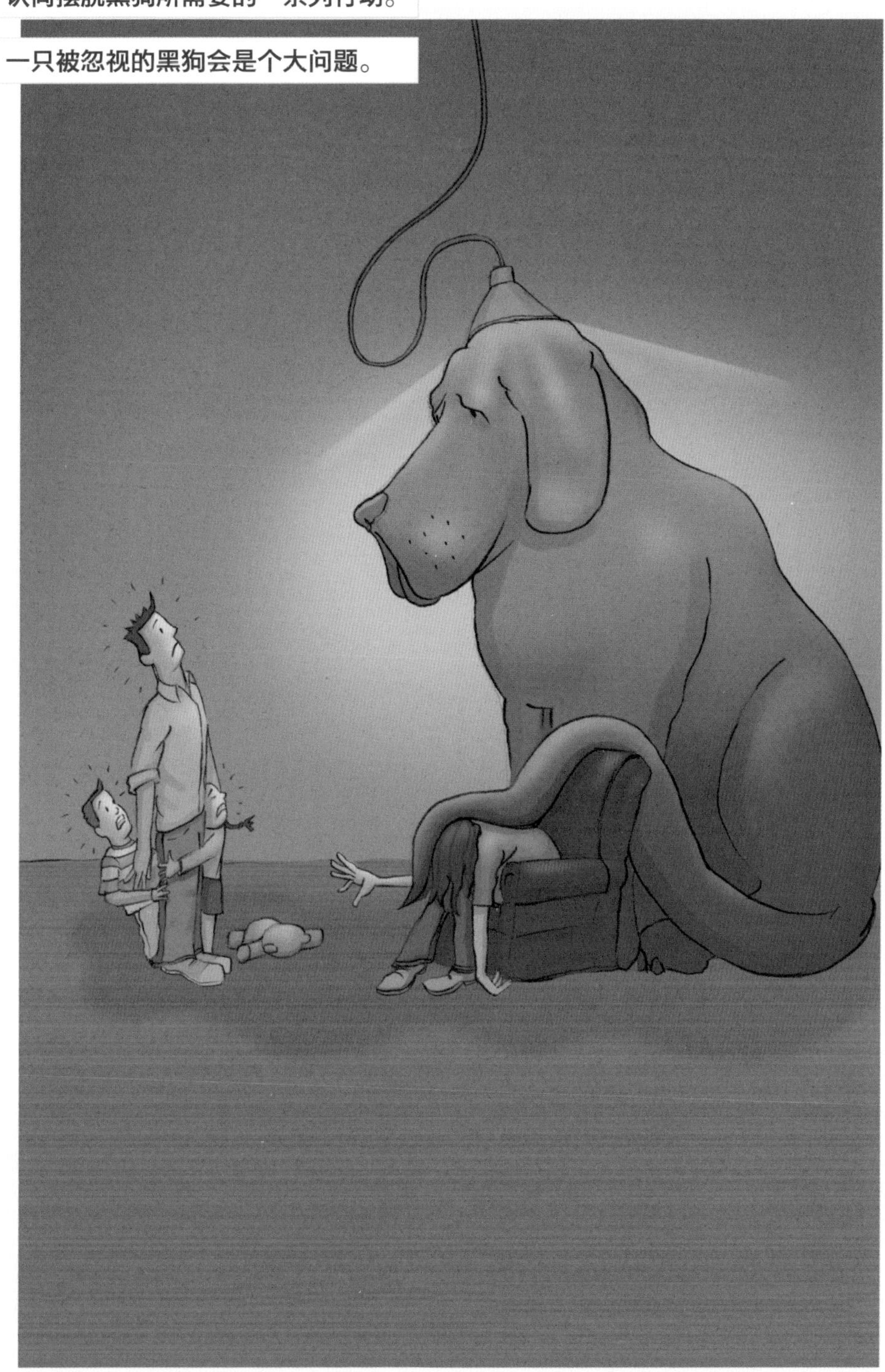

如果孩子的年龄足够大，就告诉他们发生了什么。

他们需要知道黑狗并不会在此久留。孩子们常常会觉得是他们的错；

所以，一定要告诉他们这并不是他们的错，让他们安心。

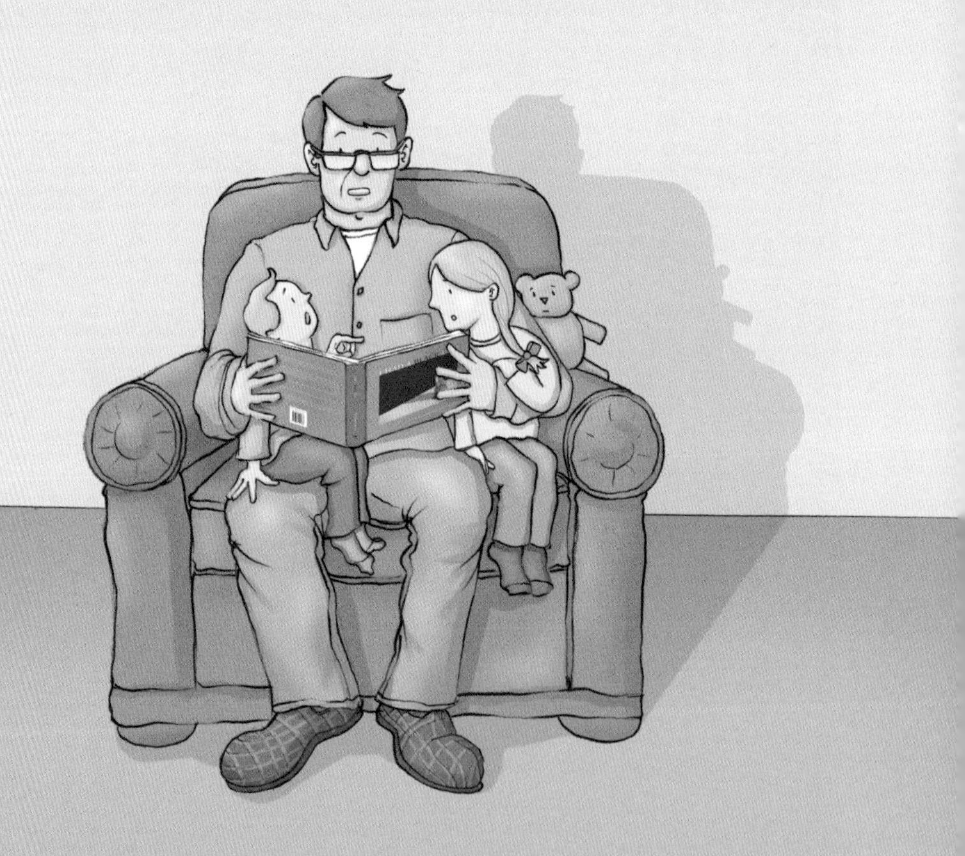

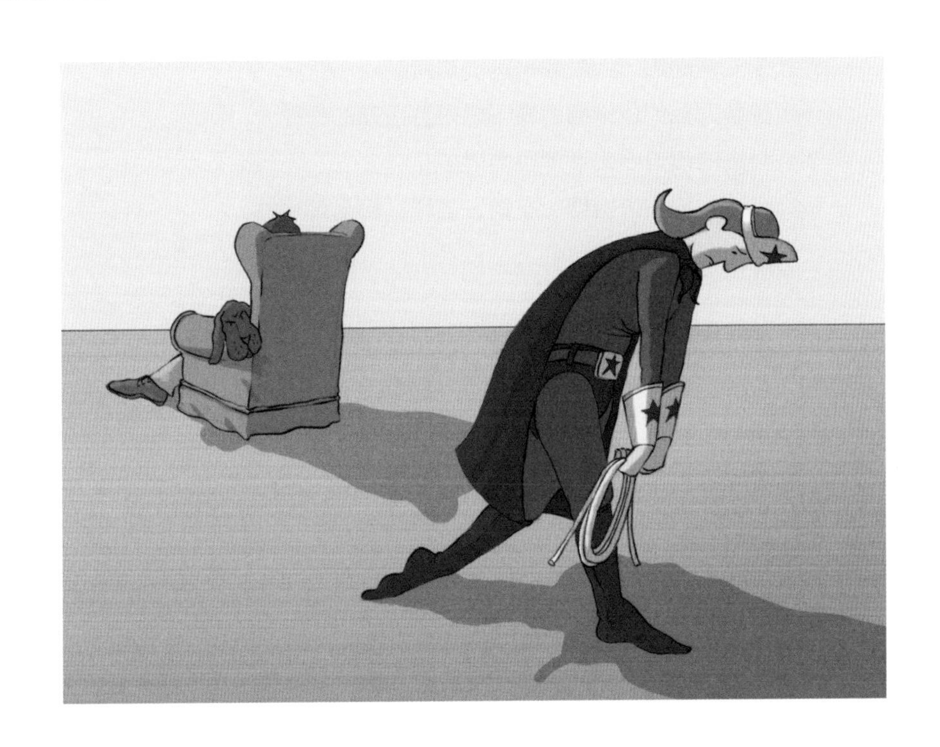

作为看护者，同情、同感与理解是至关重要的，
但一定要承认光凭你个人的力量是无法解救你所爱之人的。
专业的帮助往往才是最需要的。

寻求专业帮助的一大障碍是花费的问题。
一定要帮助他们意识到如果不能得到正确的帮助，
他们付出的代价会比诊疗费高得多；
黑狗会让他们失去婚姻、友情、工作，甚至是生命。

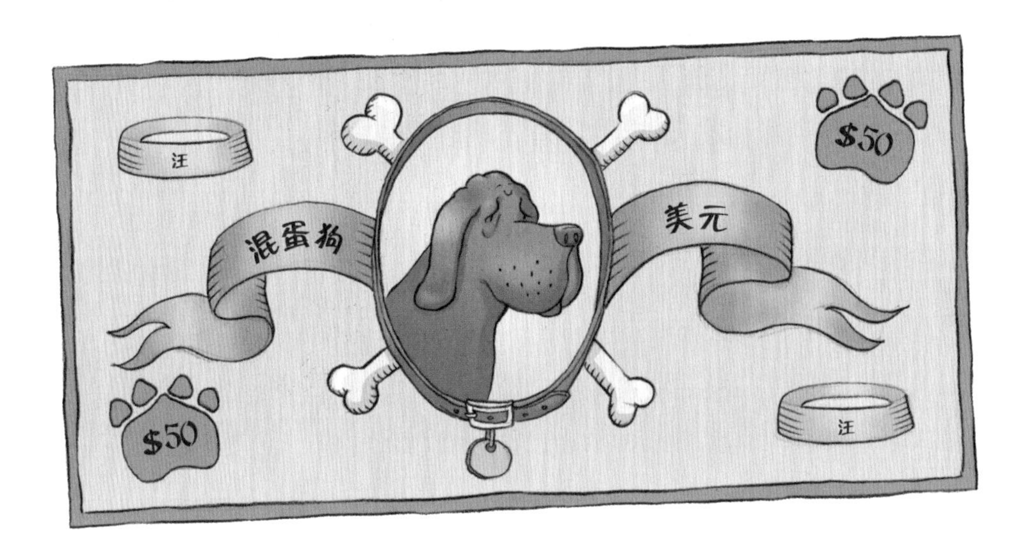

现在有许多可用的服务，作为一个起点，
你可以先看看这本书后面的推荐。

找到对的医生能让所有的分歧与指标差额都回到一条恢复健康的路上。

如果他们要向某人倾诉自己的问题，
那个人应该是他们尊敬且能轻松自在与之相处的人。
鼓励他们不要害怕去做一个初步评估，也不要在感觉不对的情况下，
碍于情面而勉强坚持治疗。

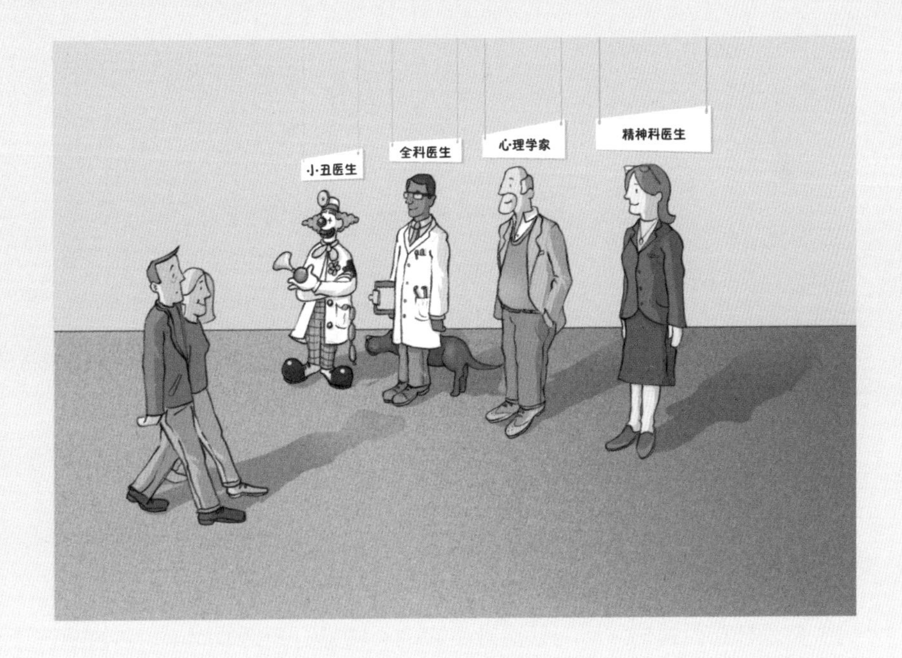

本书后面有一个关于心理健康医生的术语表。

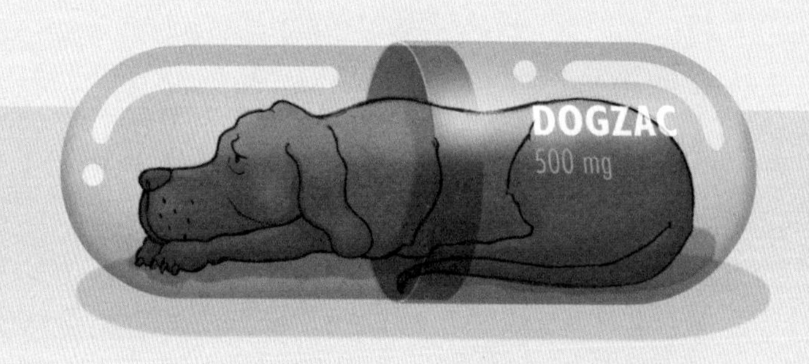

抑郁症会让大脑中的化学质失衡，

这也是为什么有时候需要用化学药剂去矫正治疗的原因。

抗抑郁药对有些人可能是维持生命的必需品，但并非对所有人都是。

当然，还有许多自然疗法与天然药物可以帮助缓解抑郁症状。

对此，你可以做一些研究，

了解一些基本情况，然后多问问医生。

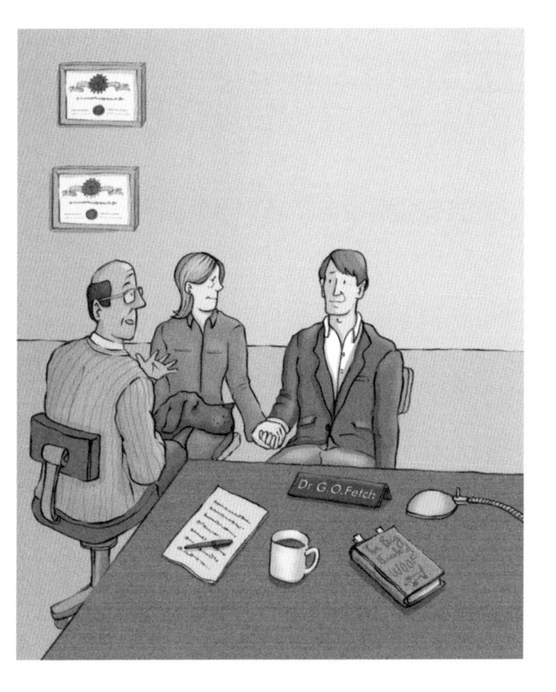

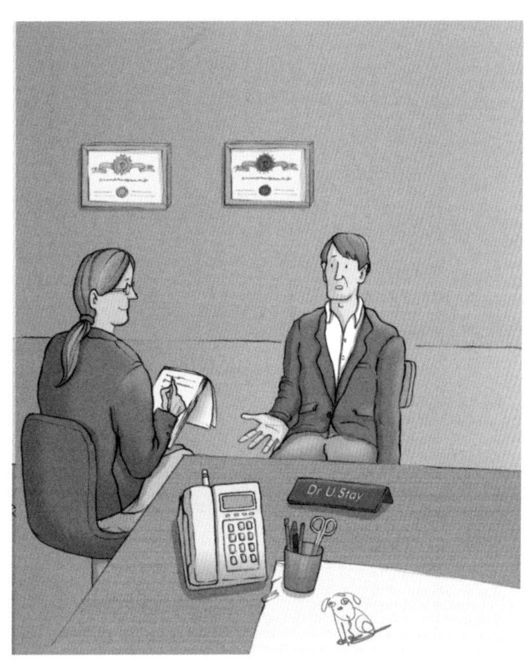

去见一见他们的医生可以帮助你了解他们可能要经历些什么。你还可以由此洞悉在治疗期间你该如何对待你们之间的感情关系。

“看护者疲劳”并不少见，如果你有，就需要去看看你自己的心理医生。那里会是个可以分享故事的安全港湾，最重要的是，你可以在那儿得到支持。

一些简单的约定
与协定条例

- 认同你们之间有一只黑狗存在，并且有些事情可能要因此暂时改变。
- 认同没有人能够帮得了他们，除非他们下定决心帮助自己。
- 认同在这段时间内，要温和地对待彼此，并且相互尊重。
- 认同脾气暴躁的行为并非是必要的，且不会被容忍。
- 认同彼此要有规律的定期“签到”。
- 认同彼此要敞开心扉，坦诚沟通。
- 认同他们的医生所安排的一系列行动，并定期回顾进展。
- 认同后备计划（如这本书后面所提到的那种）。

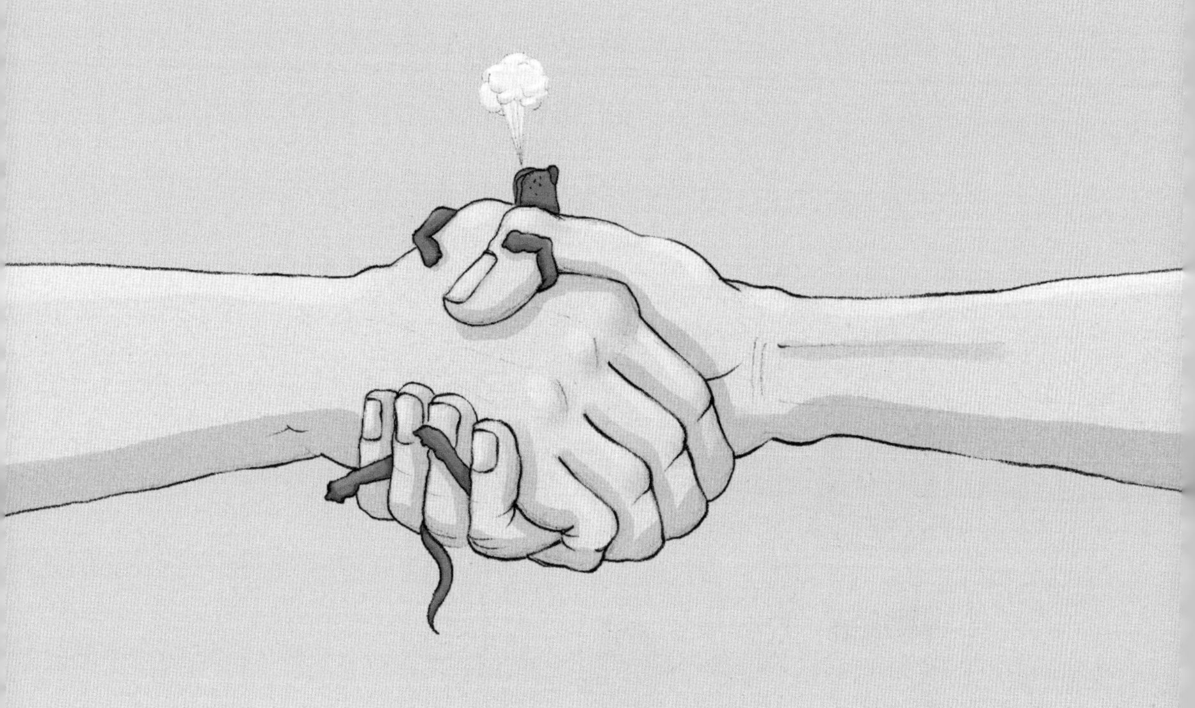

签字 ______　　　　签字 ______

看护者的自我保护

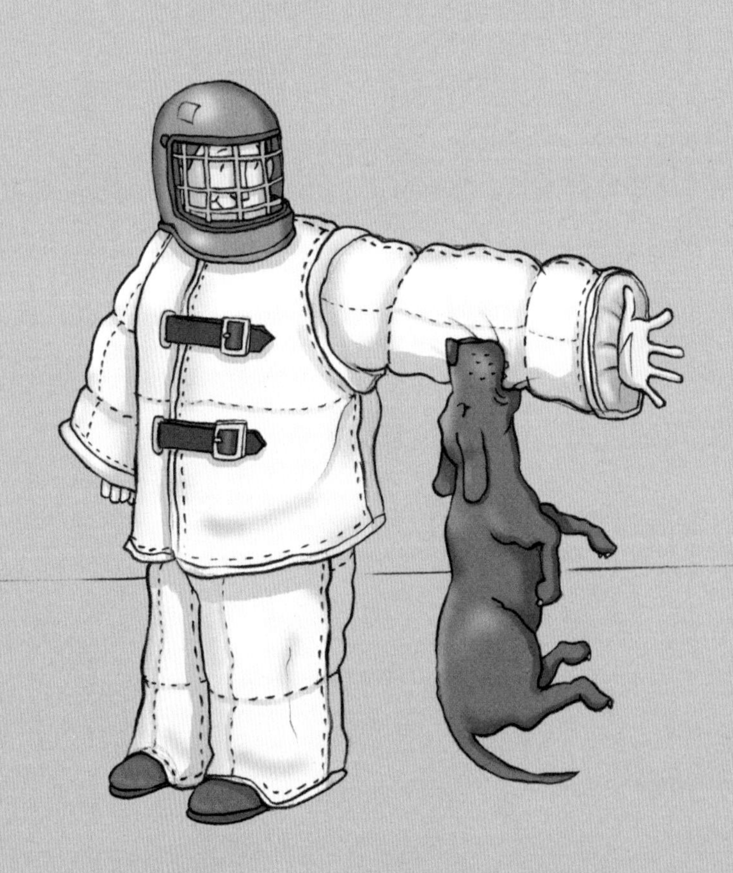

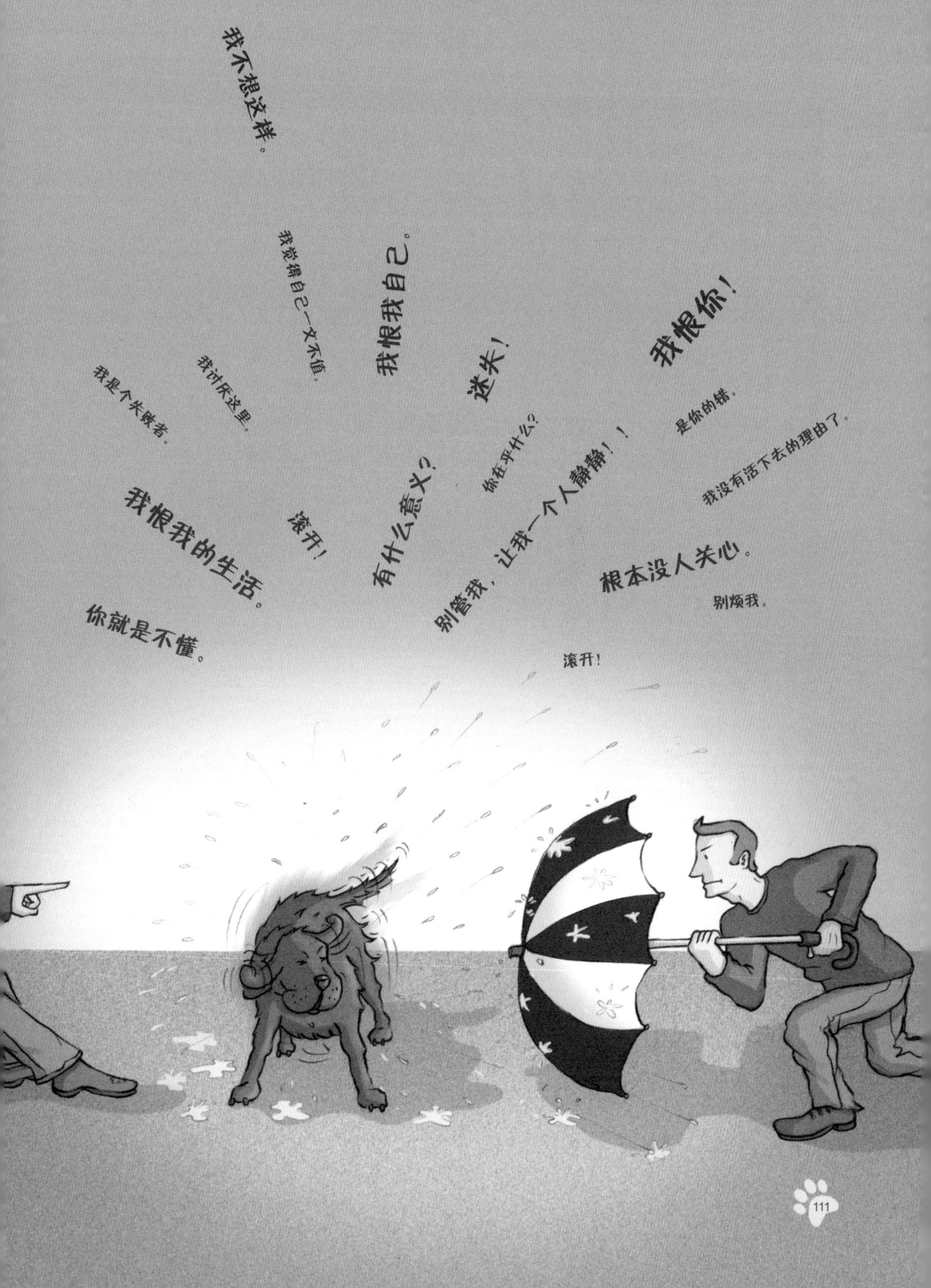

我不想这样。

我觉得自己一文不值。

我恨我自己。

我恨你！

迷失！

我讨厌这里。

我是个失败者。

是你的错。

你在乎什么？

我没有活下去的理由了。

有什么意义？

我恨我的生活。

滚开！

别管我，让我一个人静静！！

根本没人关心。

别烦我。

你就是不懂。

滚开！

在某些人的黑狗面前暴露过度，
就会给它感染你的机会。
搞不好你们就“同病相怜”了，
所以尽可能不要陷入那个漩涡中。
认知并尊重你自己的需求、
极限和界限很重要。

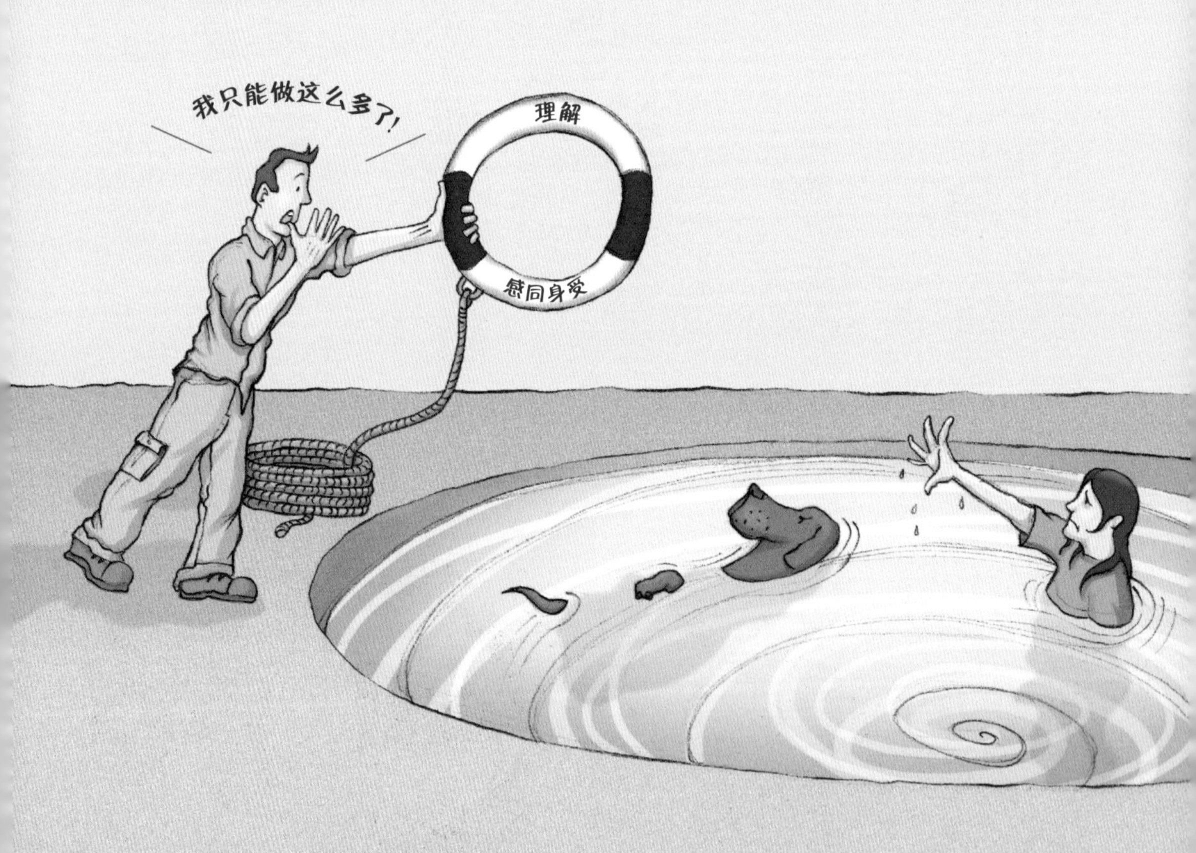

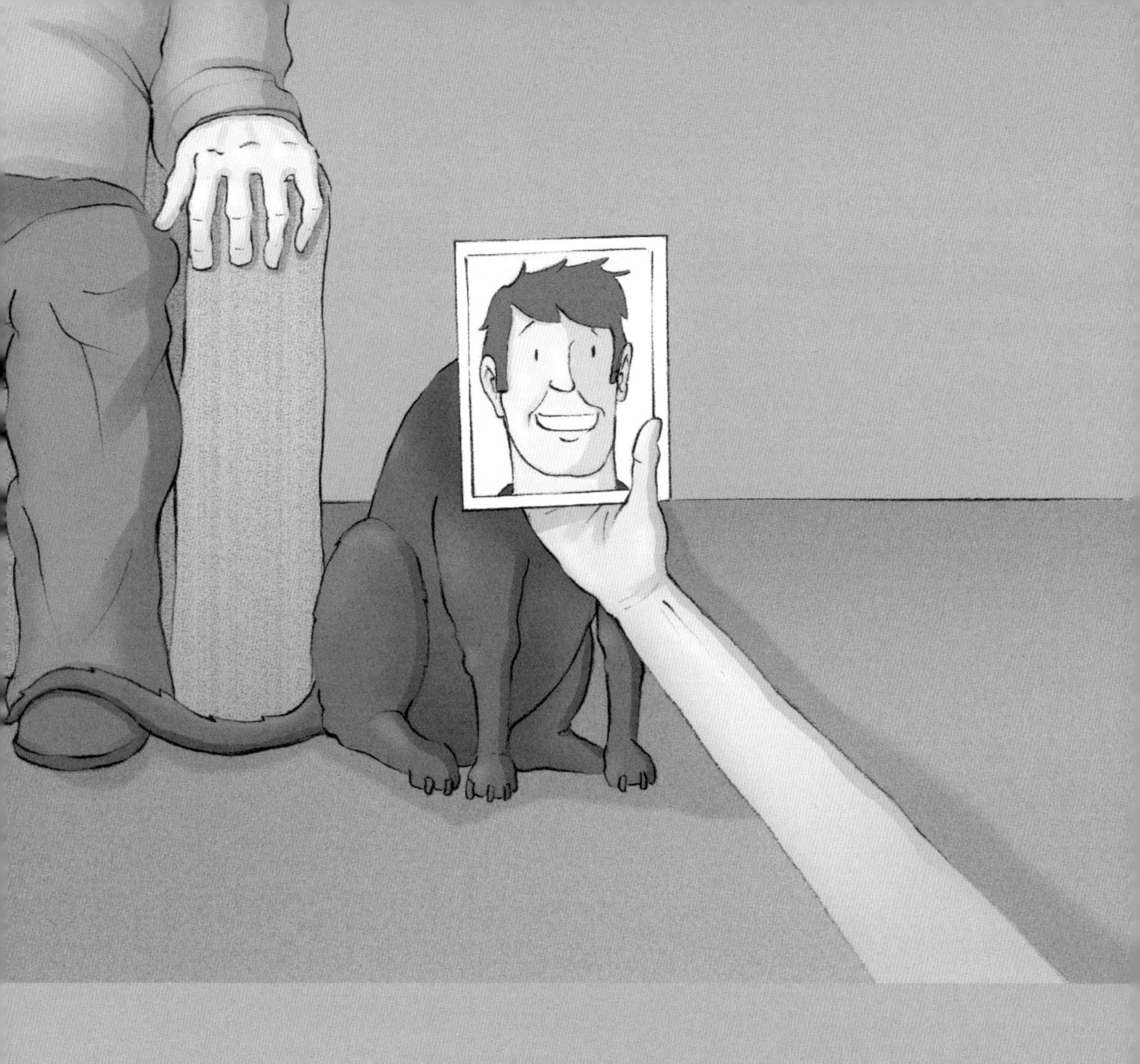

写下十件事以描绘那个你所爱所知的真正的他。与他分享你所写的内容，并把这个清单放在手边，同时放一份副本到“摆脱黑狗”的盒子里。

困难的情况在你平静的时候会更好处理一些。

瑜伽与冥想是达到平静，锻炼控制力的好方法（这些同样适用于患者，所以试着鼓励他们同你一起做）。

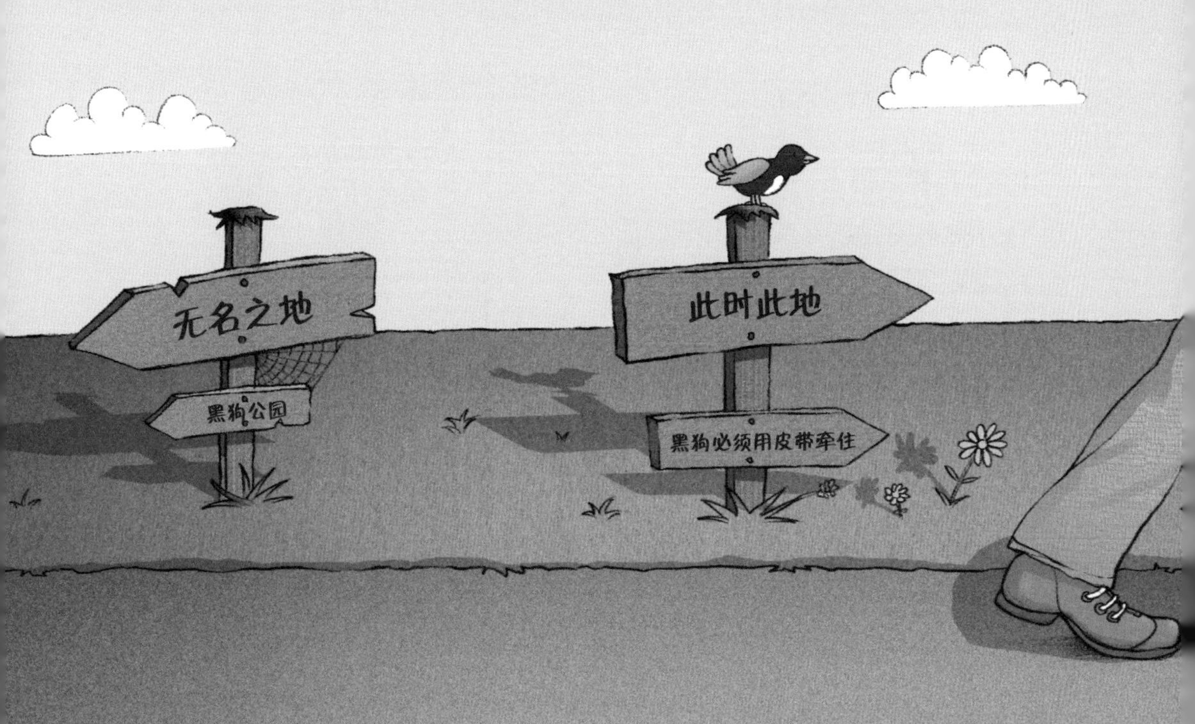
无名之地
黑狗公园
此时此地
黑狗必须用皮带牵住

加入一个互助小组。
跟一屋子理解你的人分享你的故事，
那种感觉无与伦比。

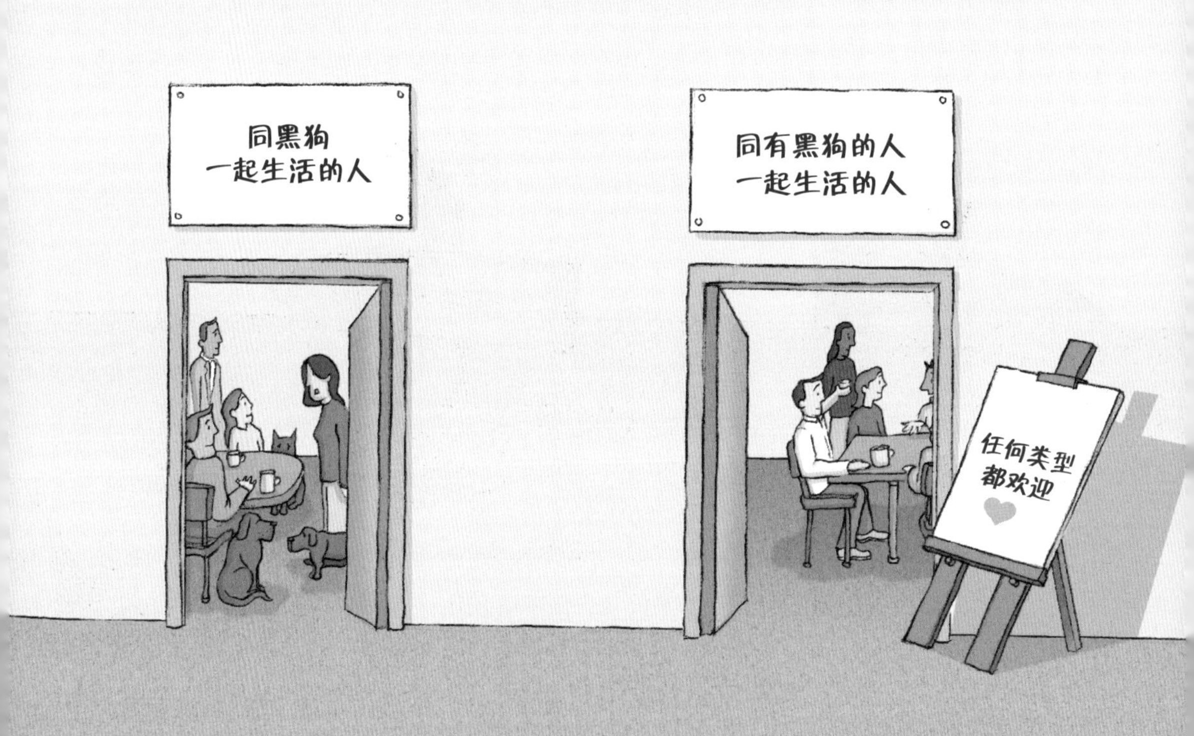

经常出门、做你自己的事情和会见朋友都很重要。朋友可能没法解决你的问题，但是他们可以给你令人难以置信的安慰、支持和处事智慧。

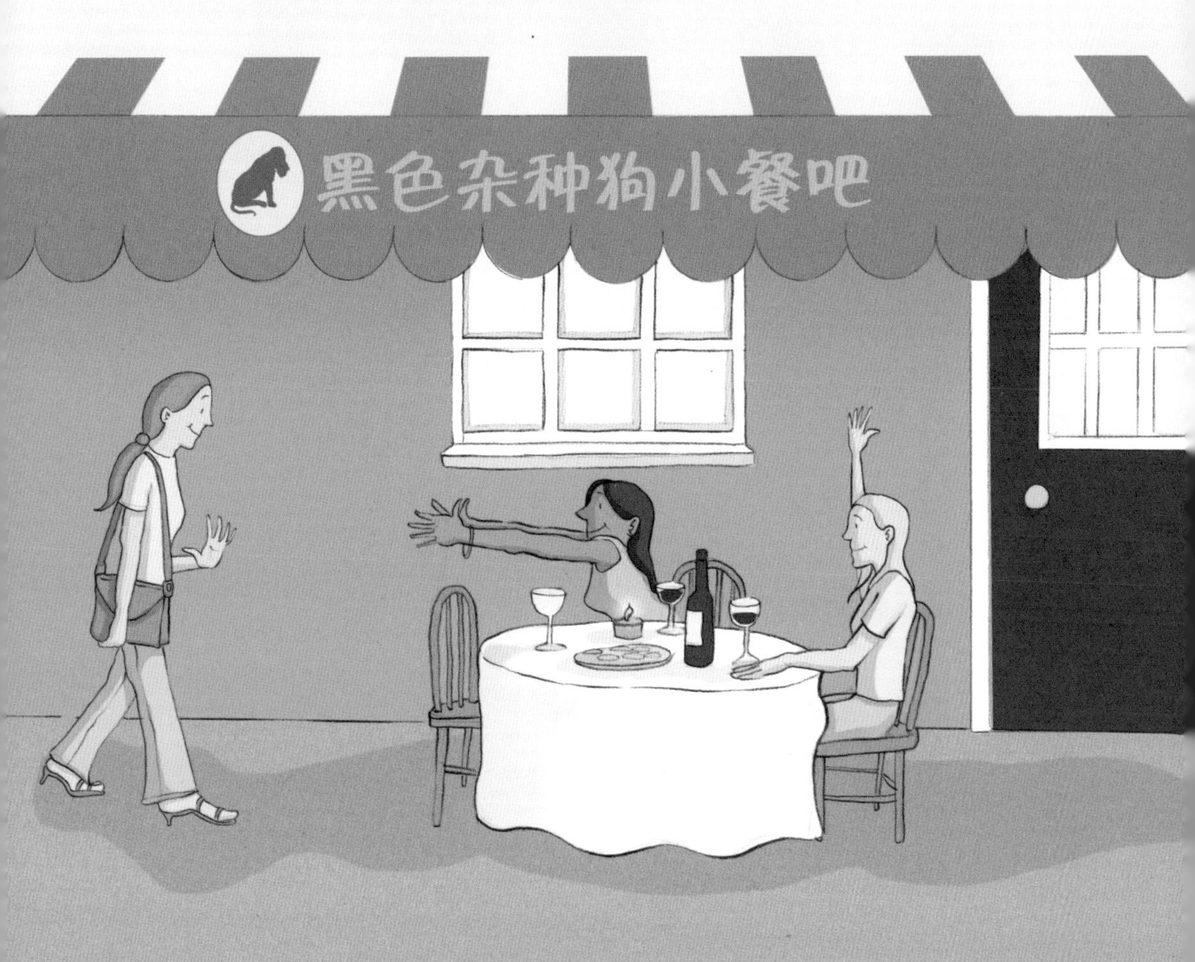

在整个过程中最重要的是时刻提醒彼此……

这一切会过去的……会过去的……过去的……去的……

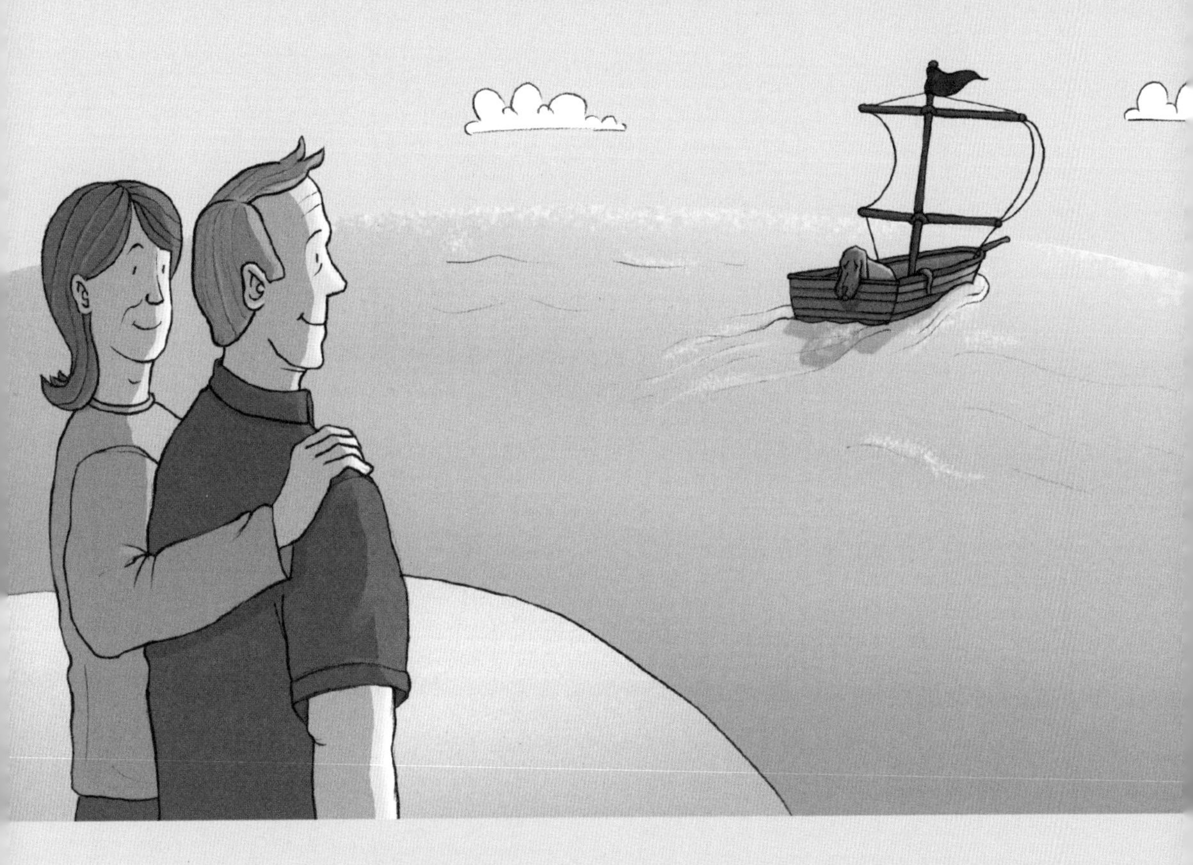

任何关系中有一只黑狗存在都会让人抗拒，
惊恐甚至沮丧灰心，
但如果你们能一同驾驭它，
你们的关系会因其变得更深，
更丰富，也更美好。

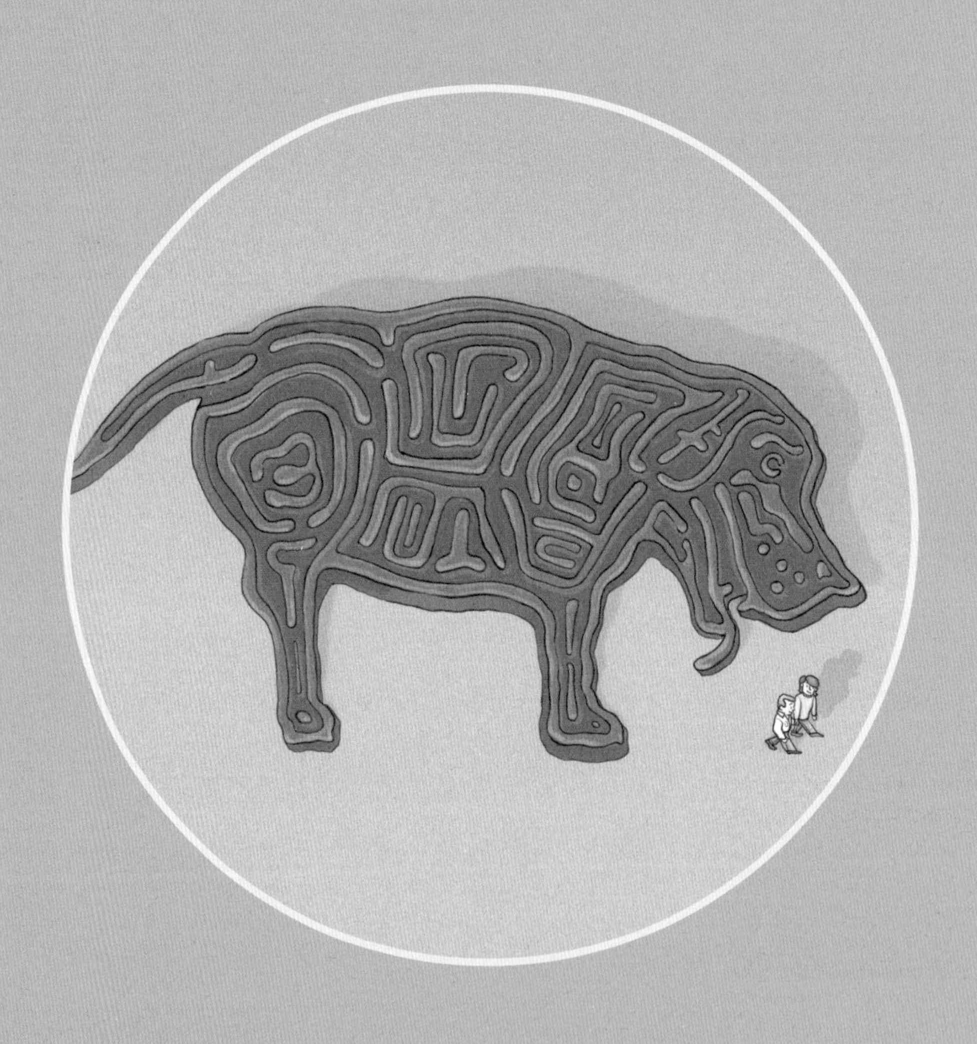

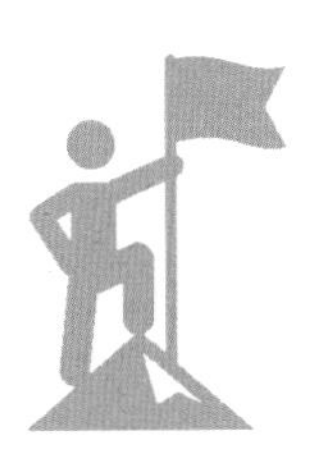

如果生活是艰难地攀登，

那就想象一下你将站在山顶俯瞰的风景。

——佚名

后备计划

这是一个协定的示例，可在情况变糟的时候作为看护者与患者的安全防护网来使用。

（1）患者要同意，如果情况变糟了，就要说出来。不要等到最后一刻才说。

（2）制定一个简单的衡量标准来描述情况有多糟糕。从1（好极了）到10（非常非常不好）。

（3）打电话给一个你信任的朋友或家庭成员求助或寻求支持。

（4）要跟他们的医生有个约定，如果需要，可以去拜访对方。

（5）作为最后一招，如果你需要去医院，最好知道要打电话给谁并跟谁说。要知道去哪家医院，以及若他们入院治疗会发生些什么。

心理健康相关从业人员的定义

全科医生

通常也被称为家庭医生。他们往往是寻求帮助的第一站。他们会推荐病人去看专家，包括心理学家和精神科医生。

精神科医生

精神科医生是专科医生，能够诊断并运用心理疗法和（或）药物治疗精神失常与疾病。

心理学家

心理学家是研究人类行为与发展方面的专家。他们帮助人们寻找能够让情感与精神更好运作的方法。他们的治疗基于改变人的行为方式，但不使用药物干涉。

社会工作者

社会工作者与个人、家庭直接打交道，也与团体、组织和社群共同协作，致力于解决社会压力并提供社会支持。

咨询师

受过训练的咨询师会倾听人们的烦恼，并提出常识性建议和相应策略，帮助解决问题。

其他可以寻求帮助的地方

医生——你的家庭医生是你的第一停靠港。（如果钱是个问题，问问你的医生如何能够得到免费帮助，或是根据收入高低来求医。）

组织——比如“抑郁症联盟”（Depression Alliance）、“心智健全战线”（Saneline）和“撒马利坦会”（the Samaritans）都提供大量的高质量信息与帮助支持。

药房——有触手可及的有益信息。

自然疗法——有许多可供选择的、有益的天然疗法，但是对这些疗法，你需要比对待传统方法更加谨慎，认真去研究了解。

基督教堂、犹太教堂、清真寺、庙宇和其他宗教聚会地——在这些地方通常会有互助团体、咨询师或是受过社会服务训练的人。

大学——一般你可以在心理学和精神医学系，或是其他一些提供支持的团体那里找到专业又实惠的帮助。

网上——比如相关论坛和话题小组。

你所在当地医院的急诊科——作为危急关头的最后一招。

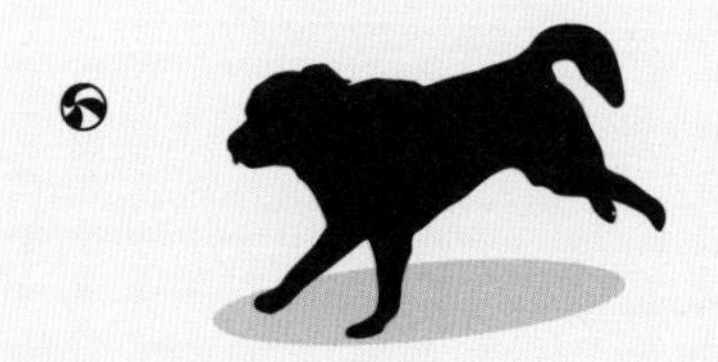

著作权合同登记号 桂图登字：20-2016-253号

图书在版编目（CIP）数据

我有一只叫抑郁症的黑狗 / (澳) 马修·约翰斯通(Matthew Johnstone) , (澳) 安斯利·约翰斯通(Ainsley Johnstone) 著；康太一译. —南宁：广西科学技术出版社，2017.1（2023.11重印）
ISBN 978-7-5551-0704-0

Ⅰ.①我… Ⅱ.①马…②安…③康… Ⅲ.①抑郁症－治疗Ⅳ.①R749.405

中国版本图书馆CIP数据核字(2016)第296890号

WO YOU YIZHI JIAO YIYUZHENG DE HEIGOU
我有一只叫抑郁症的黑狗

［澳］马修·约翰斯通 安斯利·约翰斯通 著 康太一 译

策划编辑：冯 兰 责任编辑：蒋 伟 冯 兰
责任校对：张思雯 责任印制：高定军
版权编辑：尹维娜 封面设计：嫁衣工舍
版式设计：嫁衣工舍

出 版 人：梁 志 出版发行：广西科学技术出版社
社 址：广西南宁市青秀区东葛路66号 邮政编码：530023
电 话：010-65136068-800（北京） 0771-5845660（南宁）
传 真：0771-5878485（南宁）

经 销：全国各地新华书店
印 刷：雅迪云印（天津）科技有限公司 邮政编码：301501
地 址：天津市宁河区现代产业区健捷路 5 号
开 本：720mm × 1020mm 1/16
字 数：63千字 印 张：8
版 次：2017年1月第1版 印 次：2023 年 11月第 13 次印刷
书 号：ISBN 978-7-5551-0704-0
定 价：49.80 元